高齢者うつを治す

「身体性」の病に薬は不可欠

上田諭―［著］
Ueda Satoshi

日本評論社

はじめに

若い頃から人生を堅実に大過なく暮らしてきた高齢の人が、あるときから憂うつになり、元気がなくなる。特別なことがあったわけでもないのに、どうしてやる気や興味がこんなにも湧かなくなったのか。気持ちも身体も落ち着かず、なんとも言えずつらい――それが典型的な高齢者うつという病気の始まりである。

私は精神科の医師になって約二五年の間、高齢のうつの人たちをたくさん診てきた。忘れられないのは、うつになった人の言葉だ。精神科の有名な大学教授に半年かかってもよくなる兆しがなかった女性は、「この歳になって、どうしてこんな苦しみを味わわなくてはいけないのか」と暗い表情で嘆いた。中年期に胃がんの手術をするなどいくつも病気を乗り越えた女性は、高齢になってうつにかかり改善したあと、「どんな病気より、うつだけにはもうなりたくない。あんなつらいことはない」と訴えた。

高齢者のうつには、心身のつらさと苦しさが伴う。それは、言いようのないほどの、という形容が一番当てはまる。周囲の人々には、そのつらさはなかなか伝わりにくい。本人のつらさには孤独も加わることになる。私たち精神科の医師は力を振り絞って、このつらさから高齢の人を救い出す責任がある。

ところが、高齢者うつには多くの誤解がつきまとっている。一般の人たちだけでなく、医師の間にも、である。トシなのだから多少元気がなくてもふつうだ、これからボケていく前兆なのだからしょうがない、ひどくなければ元気がなくてもたいしたことはない、高齢者の病気は治らなくても仕方ない。あからさまに口にする人はいないだろうが、そういう意識が、かすかでも人々や医師の気持ちのなかに入り込んではいないか。総人口の三割近く、二八・七％が高齢者という（二〇二〇年総務省推計）超高齢社会のこの時代に、何たることであろうか。

たしかに、身体のさまざまな病で長く床に臥せる生活を強いられる人たち、加齢による身体疲弊や筋力低下の影響から自由な活動がままならない人たちも少なくないだろう。しかし一方、七〇代にして毎日のように仲間とテニスやボーリングを楽しみ、八〇代にして自営業や会社経営の一線で働き、九〇代にして毎月のように遠出の旅行を楽しんでいる、そんな人たちも決して珍しくはない。

医療が高齢者を弱者とみる、衰えともろさをもった人々としてみるのは、ある意味当然であろう。しかし、高齢者を過度に弱い存在とみることは間違っていると思う。いったん病気になっても、生き生きした健康状態に回復できる可能性が十分あることを私たちは忘れてはいけない。その底力を、現代の高齢者の多くはもっているのではないか。高齢者の治療にあたる者に欠かせない条件の一つは、健康で活発なときの相手の姿を想像できる能力である。

この本が伝えたい一番のメッセージは、高齢者うつは基本的に治る病気だ、ということである。すべての人が治るとは言えないが、八～九割の人はよくなる。

治す方法の第一は、薬の服用である。「心の病になぜ薬が最重要なのか」と不審に思われる方もいるだろう。それは高齢者うつが、心の病というより身体の病というべき病気だからである。「身体性うつ」と分類したのはそのためだ。

ただし、本書に示した薬を中心とする治療法は、世界の研究をもとにした日本うつ病学会の「高齢者治療ガイドライン」に即したものではない。ガイドラインの結論を要すれば、「最良の治療法がこれだとは決められない」というものであるが、本書では私が最良と考える具体的な方法をはっきり書いた。あくまで私が信じ実践する最良であることをご承知いただきたい。

本書によって、高齢者うつに対する正しい理解が進み、うつを患った人が少しでも早く癒しの道を見出されることを心から願う。

なお、本書で扱う「高齢者うつ」は、高齢になってからうつ状態になった人を対象としている。若年期や中年期にうつになり治療を続けている高齢の人は、原則含まない。また、六五歳以上を高齢と考えた。

第1章と第2章は、「Yahoo! ニュース個人」に掲載した記事「高齢者の『身体性うつ』には服薬が不可欠」（二〇二〇年八月一六日）、「高齢者うつ　精神科こう診てほしい6ヶ条」（同月二四日）、「身近にうつの高齢者がいたら——声かけ5つの基本」（同月三一日）の内容をもとに、大幅に加筆、修正したものである。それ以外の章は書き下ろしである。

また、本書で紹介した高齢者うつの具体例は、個人情報保護のため、病気の本質にかかわる部分のみ現実の症例に即し、それ以外の細部については改変を施して、架空の事例となっていることをお断りする。

目次

序章　高齢者のうつに多い誤解

うつになると、気分が憂うつになり、好きなことにも興味が湧かなくなり、多くのことにやる気がなくなる。多くの場合は、食欲も落ち、眠りづらくなり、体調も芳しくないと感じられる――うつという状態に対する一般の人の理解であろう。

この状態が軽ければ、数日～一週間ほどで元気を取り戻せることがある。それはいわば「正常範囲のうつ」と言っていい。いやなことやショックなことがあれば、誰でもこのうつの状態になることがある。むしろそれは自然なことだ。医師に診てもらう必要もない。

状態がある程度を超えると、自力では回復できなくなる。二週間も三週間も元気のない状態が続けば、本人もつらく、生活に支障が出て、周囲からも変だと気づかれる。「病的なうつ」である。医師に診てもらったほうがいいのではないかと多くの人は感じ始める。

こうした見方や体験は、多くの人に共通していることであろう。

ところが、高齢者のうつの見方やとらえ方には誤解が多い。これは一般の人だけでなく、医師にもいえることである。高齢であるという事実とイメージが、周囲の人に誤った見方をさせてしまう。

うつになった本人やその周囲の人々に誤解があることは、早期の治療と回復の妨げとなりかねない。誤解を改め、本当のうつの姿というものを理解してもらいたい。それが、万一自分や家族がうつにかかったときの良き道しるべになるはずである。

実は、うつに関する概念自体が、精神科診療のなかでは確定せず、揺れ動いているという事情もある。これについては第4章で触れたい。

誤解1　精神的ストレスでうつになる
→精神的ストレス以外の要因が中心である

高齢者に限らず、これはうつにまつわる誤解の最たるものであろう。精神的ストレスが大きいためにうつになる、とおそらく世の中の大方の人が信じている。

たしかに、それは若年者（高齢者でない成人の人をこう呼ぶことにする）であれば、当てはまる事実である。仕事上でも、人付き合いでも、家族内でも、苦しいこと、悲しい知らせ、いやな体験など、精神的ストレスはさまざまである。それがささいで小さなストレスなら、うつにまではならないが、対処に困るような大きめのストレスに襲われれば、うつになりやすい。

しかし、高齢者のうつにはあまり当てはまらない。高齢者でも大きなストレスによってうつになる人はいるが、それは決して多くない。高齢者のうつの多くはストレス（またはその大きさ）によって起こるのではない。高齢者は、ストレスがまったくなくてもうつになる。または、取るに足らないと思えるようなストレスでもひどいうつになってしまう。高齢者のうつを生じさせる要因は他にあるのである。ただ、それが何であるかは、脳に原因があるというだけで、いまだ確かなことはわかっていない。詳しくは次章で述べるが、それが高齢者のうつというものなのである（実は、若年者のうつも一定数はそうである）。

主に若年者が精神的ストレスでうつになる、というとき、性格とか耐性というものの個人差が問題になる。心配事や悩み事を気にしがちな性格の人と、あまり気にせずすぐに忘れられる性格の人では、同じストレスに遭遇しても、うつになるかどうかの反応が違うだろうということは容易に想像がつく。耐性すなわち「厳しい環境をこらえ、耐える能力」という点でもそうである。ストレス耐性、不安耐性という言葉がある。これらの耐性をもつ人とは、ストレスや不安に強い人のことである。その強さの程度によって、うつになるかならないかは変わるだろう。強いストレス耐性の持ち主なら、疲れ果てるような仕事や上司からの重圧や悲嘆に暮れる別れに出会っても、うまく受け流してうつになることなどないかもしれない。個人差が大きいのである。

若年者は、人生のいまだ初心者、中堅というところである。喜ばしいものでも辛苦に満ちたものでも、人生経験は少ないか十分ではない。未熟で経験の浅い人は、社会で出会う多種の精神的ストレスに悩み苦しんでも当然であろう。さらに若いときの人生はたいがい波乱に富む。仕事、恋愛、配偶者や子らとの家族関係、趣味、さまざまな局面に精神的ストレスの種がある。若年者が精神的ストレスからうつになることが多いというのも、むしろ当然であろう。

それに対して、高齢者は人生の熟練者、ベテランである。たくさんの喜び・幸福とともに、人生の多くの辛酸もまた味わっている。積み重ねた経験によって知恵と寛容も身についている。個人差はもちろんあるが、苦難への耐性、適応能力は若年者より高いと言っていいだろう。さらには、その人を取り囲むストレスの原因も若年時より一般的には減っている。仕事は大半の人が退職か引退後、恋愛はほぼ卒業（そうでない人もいるが）、子どもや孫は巣立って家族間の問題に悩まされる事態も少ない。

もちろん、増えるストレスもなくはない。よく言われるのはさまざまな「喪失」である。高齢者は、親しい人を失い、健康を失い、社会的役割を失う、とよく言われる。たしかに、連れ合いや友は旅立ち、身体のあちこちに不調が生じ、会社や地域での役割からも離れていく。しかしそれらは、高齢者の誰にでも遅かれ早かれ訪れる普遍的な事柄である。特別にたび重なって降りかかったり、思いもかけず突発的に起きたりするのを別として、通常はそれらがうつを呼び起こすストレスになることなど少ないはずである。

つまり、高齢者が多少のストレスごときでうつなどという病気になることは少ない、ということだ。こうした単純なことではなく、原因はいまだ「なぞのなか」なのである。

誤解2　高齢者のうつは治りにくい
→十分な治療をすれば多くが治る

高齢になれば誰しも各種の病気になることが増える。持病をもつ人も多くなる。そこにさらに、うつという病気を抱えたら、さぞやひどくなるだろう、治りにくいであろう。多くの人が感じる印象かもしれない。しかし、実際はそんなことはない。

高齢者専門で精神科をしていると話すと、同業の先輩から「高齢者ばかりじゃ大変だろう。治らない人が多いから」と慰められることがしばしばある。その際、私の返事はいつも「いえ、うつ病ならほとんど治ります」であった。驚かれることが多かった。

精神科医師でもそうなのだから、一般の人に「高齢者がうつになったら若年者に比べて治りにくいだろう」というイメージがあっても、不思議はない。いや、あるのが当然であろう。

高齢者の精神科の患者さんは、大別すれば、外来診療でも入院でも認知症の人とうつ病の人が半々である。このうち認知症は、根治療法がないので治すことができない。入院する人もいるが、治って退院は無理である。その意味では、先輩の言う「治らない人が多い」はその通りと言えるかもしれない。しかし一方、うつ病は基本的に治療できる病気である。入院が必要になる人も少なくないが、多くはよくなって自宅に退院できる。ごく一部の人は認知症に移行したり、もとの身体疾患が悪化したりして好ましくない経過をたどることもあるが、八～九割の人が「治る」病気であることに違いはない。

では、なぜ治りにくいと思われるのだろうか。一番には、高齢ゆえの体力の低下、身体機能の低下という印象が強いからではないかと思われる。いくらうつを治療してよくなっても、いったん弱った老体はたやすく元気にならないだろう、という印象である。たしかに高齢者には体力的なハンディキャップが共通してある。しかし、ある程度の健康がありさえすれば、いかに高齢でも生き生きと活動することはできる。現実に、飛行機や船舶で世界を旅行する人もいれば、テニスやボーリングなど好きなスポーツに打ち込んでいる人もたくさんいる。うつという病気のイメージがそれらをかき消してしまい、寝たきりや介護を受けて生活するという印象に結びついてしまいがちである。病で伏せったら、もう再び起き上がって生き生きと活動することなど無理、そんなイメージが高齢者にはつきまとうのである。

若い人は、どんな病でも治れば元通りの生活ができるまでの回復が期待できる。高齢者が重い病にかかれば、そのような回復は容易でないという面があることも確かだ。しかし、うつにそれは当てはまらない。重い症状で寝たきりになり、食事もろくにとれなくなったとしても、早期に治療を開始し改善すれば、見違えるように元気になる人が少なからずいる。そのポイントは、いかに適切で十分な治療が行われるか、である。

高齢者のうつ回復のための治療とは何か。休養と服薬である。精神科医師のなかに「治りにくい」という思いがあるとすれば、とくに服薬について適切かつ十分にできていない可能性があるのではないか。高齢者だからと、薬を少なめにしたり、手控えたりしている傾向がないとは言えない(逆に多量に投与しすぎる例もあるが)。さらには、少しよくなったところで、「ここまで改善すればいいだろう」とそれ以上積極的な治療をしないという実態も見聞きする。その場合、患者本人や家族は「まだ本来の元気にまでなっていない」と感じているのだ。それがもし「トシなのだからこの程度でいい」と考えられているとすれば、その医師には高齢者に対する認識を改めてもらわなければならない。どんな高齢者も、十分に改善し、うつになる前と同じような生き生きとした生活をしたいと願っているのである。中途半端な改善のままの状態が長く続いている人の存在も、「治りにくい」という印象につながっているのかもしれない。

どんなに手を尽くしても治りにくい人もいる。あるいは、うつがよくなったにもかかわらず、いったん低下した運動機能が戻らず、思うように活動できないという人たちもいる。ただし、それは少数派である。

誤解3　あちこち身体の具合が悪いなんて気のせいだ
→うつでもつらい身体不調が出ることがまれでない

高齢者は、はっきりした病気ではないことについて、ここの調子が悪い、ここが痛い、あちこち具合がよくない、と大小さまざまな不調をふだん言いがちだ、と世間一般に思われているところがある。医学領域でいう「不定愁訴」、原因のはっきりしない身体不調についての訴えである。健康な若年者に比べれば、高齢者は抱える病気が多い。病気が多くなれば、不調になる頻度も上がるだろう。世間一般の受け止め方は、ある部分当たっているところがある。そして、周囲はその訴えを、気のせいだ、気にしすぎだ、寂しいからかまってほしくて言っているのだろう、などと考えて（あるいは直接本人に言って）、聞き流し、相手にしないことがよくあるのではないだろうか。

その訴えは常に原因不明の不定愁訴であるとは限らない。何らかの新たな疾患の初期徴候であるかもしれない。もしそうなら、早めに医療機関にかかって診察と治療を受ける必要がある。一方で、そうやって医療機関にかかっても、不調はそのままなのに何も異常な所見がみつからないことがある。周囲にしてみれば、「やはり気のせいではないか」と思ってしまいがちだ。ところが、そこにうつによる不具合や痛みが隠れていることがあるのである。

高齢者に限らず、うつの状態では身体的な不調を伴うことがまれではない。「心の病」と思われているうつのなかには、身体と密接につながっているものが多くあり、そのタイプのうつでは、本人にとって苦痛な身体の症状を必ず伴うからだ。とくに高齢者のうつでは、身体の症状が現れないほうがまれだ。身体の症状ばかりが前面に出てきて、うつだとみえにくいタイプもあるくらいである。

人によって現れる場所も症状も異なるが、身体全体のだるさ、頭の重い感じや痛み、胸が押されて息がしにくい感じ、腰の重だるさ、四肢のしびれ感など、あらゆる身体の部分にさまざまな症状が現れる。それはたいてい、言いようのない「つらさ」「苦しさ」を伴っている。気にしないようにしようとしても、放置して見過ごすことがとても難しい。

いきおい、周囲の家族にその症状を何度も訴えることになる。ところが、医療機関で調べても、「どこも悪くない」と言われる。つらさは変わらず、同じ訴えを繰り返していると、ついには対応に困った医者や周囲から「気にしすぎだ」「甘えているのではないか」「わがままばかり言わないで」とたしなめられることになる。苦しさをわかってもらえず、本人のつらさはますます募り、さらにうつの症状が悪化する。周囲にわかってもらえないぶん、訴えはどうしてもしつこく、オーバーになりがちで、ますます誤解され、孤立しやすいのである。

誤解4　栄養をしっかりとり運動すればうつは治る
↓栄養や運動によって、うつの予防も治療もできない

誤解2の「治りにくい」とは対極の考え方であるが、高齢者は十分栄養をとらず、運動不足で筋力が落ちているからうつになりやすい、などという人がいる。あるいは、うつになっても栄養を十分とって運動をすれば、治ってくると思っている人もいる。そのような主張をする精神科医師も一部いるようである。

これは、うつという病の本当の姿を見誤らせ、治療を遅らせる間違った見方である。高齢者のうつは、栄養や運動が足りないことによって生じるものではなく、それを補うことによって治るものでもない。どんなに日々運動をしていて栄養を十分とっていても、うつになるときにはなる。うつの回復には、適切な治療を行うことが不可欠である。

たしかに、ある栄養（素）が極端に不足することでうつの症状が現れることがある。

たとえば、鉄という栄養（素）である。鉄は野菜や肉などに多く含まれていて人に必須の栄養であるが、その摂取が極端に少なくなると、全身に酸素を運ぶ赤血球のヘモグロビンという成分が十分作られなくなり、身体各部の酸素が不足して高度の貧血状態になる。全身の倦怠感が強くなり、気力もなくなり、食欲もなくなる。たしかにうつとそっくりの症状だが、これは鉄欠乏性貧血という身体疾患による状態であって、高齢者のうつの中心となるうつではない。「鉄（栄養）をきちんととればうつは治る」という言い方は、鉄欠乏性貧血で生じたうつには言っても差し支えないが、大多数の高齢者のうつには当てはまらない。他の栄養成分でも同様である。

運動は、高齢者のうつの原因にも治療にも直接の関係はない。運動不足によってうつになることはないし、運動によってうつが回復することはない。運動不足がかかわるとしたら、原因ではなく結果である。うつで憂うつになって気力がなくなり、何もしたくなくなる。当然生活のなかの動きが少なくなり、いわゆる極度の運動不足の状態になる。筋力はどんどん低下し、立ち上がるのもきつくなるかもしれない。寝てばかりになるかもしれない。高齢者のうつの人のなかには、自力で歩けなくなった人、寝たきりになった人もいる。どの人も、うつが長引いた結果として、その状態になったのである。

運動すればうつが治る、という言い方は、うつをまったく理解していない。運動がしたくても、憂うつでやる気が起きずできなくて苦しんでいるのがうつの人である。それを、治るから運動しなさいと促せば、無理をして疲れ果てる。やっぱり自分にはこれほどの運動も無理なのだとさらに落ち込み、うつは悪化しかねない。治療経過中の筋力低下を防止するために、軽い運動を勧めることはある。しかし、それはうつを治療するためではない。治るための運動の促しは、うつが一定程度改善し回復に向かい出してから行うことである。そこまでの改善のためには、運動ではない適切な治療こそ欠かせない。

誤解5　トシだから認知症もあるし仕方ない
↓認知症は別のもので、トシのせいでもない

トシなのだから多少元気がなくなっても仕方ない、ボケ（認知症）が始まった影響だろう、などと考えることが、かつては家族や医師の間でもよくあった。当時は精神科でも高齢者をほとんど診ていない医師も少なからずいて、「認知症（当時は痴呆）」と誤診

したり、うつと診断しても高齢だからと十分な治療をしなかったりする例がみられた。現代では減ったものの、そういう例にいまだ出会うことがある。高齢者を軽視した見方や診断・治療態度は許されないことである。

認知症と高齢者のうつとは、基本的にまったく別のものである。高齢になれば、年齢を重ねるほどに認知症になる率は確実に上がるが、高齢だからといってうつになりやすいわけではない。三〇〜五〇歳台でうつを発症する人も同じくらいいる。

高齢者に元気がなくなり、言葉数が少なくなってしょんぼりしていると、周囲は認知症になったのではないか、ボケが始まったのではないかと考える風潮がある。これは大きな間違いである。認知症、なかでももっとも多数を占めるアルツハイマー病の人は、基本的に元気である。元気に笑顔で物忘れをし、同じことを何度も聞くようになるのが、初期〜中期の典型像である。ただし、アルツハイマー病の初期の人が陥ることのあるうつ状態については、第3章で詳しく述べたい。

元気と笑顔がなくなり、話さず暗くなってつらい思いをする状態は、まさにうつである。うつは、気分を低下させるだけでなく、頭の働きも鈍くしてしまう。頭がぼんやりし、回転が悪くなり、テキパキとできていたことができなくなる。認知症と混同される一因となるこうした状態は、うつによって認知機能が一時的に低下する「仮性認知症（または偽《ぎ》認知症）」といううつの症状なのである。本当の認知症なら回復することはないが、仮性認知症の認知機能はうつが治ればほとんど完全に回復する。

多くはないが、うつか認知症か診断を迷う例に出会うことがある。その場合の対応は、迷いなくまずはうつと考えて治療を始める。認知症には根治療法がないが、高齢者のうつは大部分が治せる病気であり、治る可能性のある病気を先に疑い治療するのが鉄則だ。もし誤ってうつを認知症と診断してしまったら、適切な治療が行われず、治る機会を永遠に失ってしまうかもしれない。

第1章　高齢者のうつは「身体性うつ」

うつには「三つのうつ」がある

本当の高齢者のうつの姿を、本章では理解していただきたい。

活気がなく気分が憂うつで暗くなる、好きなことにも興味がなくなり楽しめない、やる気が出なくてつらい、食欲が出ないといった状態が高齢者で続くとき、うつ状態だと言えるが、そこには「三つのうつ」がある。

1. 身体疾患によるうつ状態
2. 身体性うつ（＝「うつ病」）

3．心理性うつ

である。

この三つは、現れる症状だけみると似ていて区別がつきにくいが、症状が起きる経過や望ましい対応・治療が異なっている。これを識別することが、高齢者うつの治療の出発点である。

詳しい解説は次項以降を読んでいただきたいが、簡単にいえば、以下のようになる。

・身体疾患によるうつとは、文字通り身体の病気で、精神科の病気ではないうつである。

・身体性うつは、原因が脳の不調にあるうつである。

・心理性うつは、日常的な現実の悩みが深くなったうつと思っていただければいい。

高齢者で圧倒的に多く、一番注目しなくてはいけないのは、本書のタイトルにも掲げた身体性うつだ。

まっとうな精神科医師ならこの三つを1から順番に疑い、それに合った治療を行う。

ところが、精神科診療の場でも、三つが混同されて語られることがまれではない。たとえば、身体性うつと心理性うつを区別せずに「うつ病」として扱ったり、身体疾患によるうつと心理性うつを「うつ病」と呼んだり、身体性うつに対して心理性うつと同じ対応をしようとしたり、である。この三つは適切な治療が大きく異なるので、混同して扱うことには重大な問題がある。精神科の専門家のなかでもそうなのだから、一般の人にうつの話がわかりづらいのは無理もない。まずは、この三つをきちんと区別すべきなのである（精神科のうつ状態の見方はこの二〇年ほど混乱したままであるが、その事情については第4章で述べる）。ただ、少数ではあるが、三つのうち二つに同時にかかっているという状態がある。たとえば、身体性うつと心理性うつが重なっているといった場合だ。どちらかに区別することは困難で、治療も難しくなる。

うつ状態を心配して私の高齢者専門外来を訪れる人の九〇%は身体性うつである。適切な治療をすれば、そのうち八割の人は数ヵ月～半年以内にほぼもとの状態にまで改善できる。残る二割の人は、残念ながら治りにくかったり、一～三ヵ月の入院が必要になったりする。来診者の残る一〇%のうち、身体疾患によるうつと心理性うつが半々である。本書では、もっとも多い身体性うつを中心テーマとして話を進めたい。

私の高齢者専門外来は入院病棟をもった精神科病院のなかにあるのでやや「敷居」が高く、より気軽に訪れることのできる外来のみのメンタルクリニックよりも余計に身体性うつが多いのであろう。メンタルクリニックであれば、日常の悩みの延長ともいえる心理性うつがもっと多くなるかもしれない。

ちなみに、若年者でも三つのうつを区別して治療するのは基本的に同じである。ただ、心理性うつの範囲が非常に広く、そのバリエーションもさまざまであること、心理性うつと身体性うつの区別や線引きも容易にはいかないことなど、高齢者とは異なる部分が多い。

1. 身体疾患で生じるうつ状態

うつ状態が続いたとき、第一に疑われるべきなのは、身体疾患である。発熱や痛みなどの一般的な身体不調でももちろん、すぐにはわからない隠れた身体疾患があれば、元気がなくなり、気分が落ち込み、食欲が低下するということが当然起きる。若年者より身体に多く病を抱え、服薬の種類も多い高齢者ではとくにそうである。

発熱、動悸や徐脈、呼吸困難、痛みや身体各部の不快があれば、感染症による炎症や心肺機能の低下などが疑われる。それらがみられなくても、甲状腺ホルモンや副腎皮質ホルモンなどの内分泌疾患も疑う必要がある。これらは、一般的ないくつかの検査でおおよそチェックできる。

うつ状態という不調を感じた人は、内科（や総合診療科など）に受診する人もいれば、最初から精神科を訪れる人もいる。内科でなら身体的検査をまず行うので、うつの原因となった身体疾患がみつかる可能性が高いだろう。精神科では、うつの症状で受診した人であっても、高齢者ならまずは身体疾患がないかをみる検査をするのが適切な診療の第一歩になる。当然ながら、精神科に受診したからといって、精神的な要因から生じたうつだと決まっていることはないのである。

このほか、身体疾患ではないが同類のものに薬剤によるうつ状態がある。肝炎治療のためのインターフェロン、喘息や膠原病などの治療に用いるステロイドが代表的である。これらの使用後にうつ状態が生じた場合には疑う必要がある。

必要な治療は、もちろんその身体不調と身体疾患への対処である。異常の原因に対し、身体的治療を行う。薬剤が疑われた場合は、その減量や中止を検討する。精神科による専門治療は基本的には的外れであり、本質的な治療にならない。精神科を訪れた人の治療は、専門となる身体診療科にバトンタッチとなる。ただ、専門の診療科で治療を行ってもうつの症状が残るような場合、精神科が協力してともに治療することもある。

判別が難しい場合も

身体疾患が背景にあっても、身体疾患によるうつなのかどうか識別が難しいときがある。たとえば、脳梗塞を患ったあとにうつがみられた場合、脳梗塞で脳の一部が傷んだことでうつ状態が現れることがたしかにあり、その意味では身体疾患によるうつを一番に疑う。しかし、腕や脚が動かなくなったり、言葉を話しにくくなったりする後遺症が残るような脳梗塞だったときには、その障害を本人が悲観してうつになることも十分ありうる。これは、脳梗塞の直接の作用ではなく、後遺症が出たことを感じて起きたうつである可能性が高くなる。これは身体性うつまたは心理性うつであり、簡単には診断が決められない。場合によっては、三つのうつがすべて少しずつかかわって起こった結果のうつということもありうる。

こういうときには、まず脳神経内科で脳梗塞の治療を進め、それでうつ状態が改善するならそれでいい。改善しない場合には、精神科でも経過をみて、必要なら身体性うつや心理性うつの治療も同時にすることになる。

〔症例〕意欲・食欲が落ち記憶力も低下した例（七〇代男性・無職）

〈これまでの生活〉

高卒。運送業の会社に勤め、配送の仕事をしていた。結婚後、二男あり。妻とは離婚（詳細は不明）。六〇歳で定年退職。長男一家と同居している。六〇歳までは大酒家だったが、痔を患い入院し、以後断酒した。健康に気をつけ、ラジオ体操と散歩を日課としている。

〈症状の経過〉

半年前から、身体がなんとなくだるく、元気が出ないと感じていた。きっかけは何もなく、精神的につらいと感じることもなかった。次第に食欲も落ちて、少量しか食べられなくなった。日中も横になっていることが増え、それまで毎日していたラジオ体操や散歩も「やる気が起きない」とまったく行かなくなった。体重も減っていた。家族は何か病気ではないかと心配していたが、ある朝、起きると立ち上がることができなくなった。家族が声をかけてもしっかりした返事がなく、救急車で内科病院に入院となった。

病院で数日間、点滴による治療が行われ、血液検査の結果はほぼ正常に近づいたが、やはり元気は出ず、食欲も改善しなかった。日付を間違え、記憶違いもみられた。病院は家族に、認知症のせいだから精神科へ行くように、と指示。退院後、家族とともに私の高齢者専門外来を初診された。

〈受診後の経過〉

初診時、ぐったりした様子で活気がなく、会話も進まなかった。内科病院を退院したばかりではあるが、身体疾患でないことを改めて確認する検査を行った。頭部CTはごく軽い萎縮のみで異常なしだが、血液検査で甲状腺ホルモンの値が異常に低かった。精神科で治療するうつ状態ではなく、身体疾患である甲状腺の疾患が原因と思われたため、近くの大学病院に紹介した。

男性は即日、大学病院の内分泌科を受診し、甲状腺機能低下症と診断され、ホルモン療法が開始された。二ヵ月ほどでもとの元気を取り戻した。日付や記憶の間違いもまったくなくなり、通常の生活を送れるようになった。

コメント　うつといえる意欲・食欲低下の症状があったが、精神科外来での血液検査で甲状腺ホルモンの低下が原因だとわかった例である。精神疾患ではなく、身体疾患だった。入院した内科の検査でみつからなかったのは、甲状腺ホルモンまでは検査しないのが通例だからである。この例のように、身体疾患が内科で見逃され精神科でみつかることがある。内科病院は認知症だと判断したが、それは間違いだ。認知症が原因でだるくて食べられなくなるとか、突然起き上がれなくなるとかいうことはありえない。また、記憶や日付の間違いを認めたとしても、身体症状があるのだから、まずは身体疾患を疑う必要がある。身体疾患があって元気がなければ、認知症でなくても一時的に何らかの認知機能低下が生じても不思議ではない。残念なことに、認知症に対して医療者全体の認識はまだ間違いが少なくないのである。

2. 薬でなければ治らない「身体性うつ」

身体疾患が原因でない場合、うつ状態で高齢者にもっとも多いのが身体性うつ、すなわちうつ病である。うつ病というと、つらい別れやショックな出来事があって落ち込む、というイメージを多くの人が抱いているが、それは心理性うつ（後述）のことである。前章でも触れたように、人生経験が豊富なうえ、すでに仕事や恋愛から離れていることの多い高齢者では、心理性うつは比較的少ない。

身体性うつ、すなわちうつ病は、以前は「内因性うつ病」と呼ばれた。「内因性」というのは、外の出来事が原因で起きるのではなく、本人もよくわからないうちに身体の内側（具体的には脳）の要因で起きるという意味だ。つまり、うつ病はいわゆる「心の変調」ではなく、「原因不明の脳の変調」なのである。精神科診療のなかで、かつてはこの種類のうつだけを「うつ病」と呼んでいた。うつ病といえば内因性うつ病のことであった。つらくショックな出来事や悩みで落ち込みが続くような種類のうつは「うつ病」ではなく、別にいくつかの呼び名があった（詳しくは第4章）。

ところが、二〇年ほど前から「内因性」という呼称がすたれ、あらゆる種類のうつを同じように扱い「うつ病」と呼ぶ傾向が出てきた。これは非常に不適切な風潮だった。二つのうつは、治療法が異なるからである（簡単にいえば、一方は服薬、もう一方は心理カウンセリングや精神療法）。そこで本書では、以前の内因性うつ病にあたるものに「身体性」という新たな呼称をつけることを考案し、もう一つを「心理性」として、高齢者にもっとも多いうつを理解しやすく示そうと考えたのである。なぜ従来のうつ病を「身体性うつ」としたのか。それは、原因が心理の働きにではなく、身体とりわけ脳の働きのなかにあること、症状として身体の全体または各部にも不調が現れることから、まさに「身体性」と呼ぶのが適当だからである。ただし、この二つの呼び名は、精神医学の分野で一般的に使われる用語ではないことをご承知いただきたい。

高齢者の身体性うつには、そのきっかけとなる明確な原因がないことが多い。代わりに、しばしば病気の誘因（引き金）と呼べるものがみつかる。しかし、それは多くがささいな心配事や軽い病気などだ。「それくらいのことで、どうしてこんなひどいうつに?」と首をかしげるような誘因であることが多い。つまり、本人も自分がなぜうつになり、これほど苦しんでいるのかわからないのだ。さらに、誘因となった心配事や病気が回復して問題がなくなっても、いったん始まったうつ状態は悪いままで治ることがない。身体性うつは、周囲の嬉しい知らせや楽しい出来事にも気持ちが反応しなくなるのである。

なかには、仕事上の重圧、親しい人とのつらい別れ、治療の困難な病を知らされたことなど、重いうつになっても無理はないだろうと誰もが思うような原因で、身体性うつになる人もいる。ただ、それは少数派である。大病や手術での闘病が原因の人もいるが、これも多くはない。それよりも、大病や手術を克服し治ったあとに、身体性うつになり、治ったはずの病気や手術を気にして引きずる人によく出会う。

身体性うつの症状の中心は、苦しさであり、つらさである。苦悶と呼んでもいい。うつから改善した多くの人が、本当につらい思いをした、あんな苦しいことはない、という言い方をする。何をしても癒されない、どうすることもできない、だからこそ一刻も早く逃れたいつらさと日々向き合わなくてはいけない。言いようのないつらさのなかで苦悶しているのである。

「うつの人にはつらい気持ちの傾聴が大事」などとよく言われるが、身体性うつには当てはまらない。本人もどうしてつらいのか理由がわからず、ただ苦しんでいるのである。傾聴してもらうべき悩みの種はなく、話すとしても「とにかくつらい」「何もできない」「気分が落ち込む」「食べられない」ということしかない。そのつらさを聴いてもらうだけでは解決には近づかない。専門家の面接による心理カウンセリングや精神療法も、同じように効果は薄いというほかない。心理の問題でなく、脳を中心とした身体性の病だからである。

たとえば、胃がんや脳腫瘍や骨折を患った人が医療で一番してほしいことは、話を聴いてもらうことではない。身体の病を薬や手術で治してもらうことだ。身体性うつも同じだ。身体性うつは身体疾患ではなく精神の疾患だが、身体的治療こそがうつ状態を癒す。もちろん、どんな病気でも話を親身に聴いてもらうことは、ときに大きな支えになる。ただ、それが根本的な治療ではないことは、身体性うつも同じなのである。

なお、高齢者のうつ（躁うつ病を含む）は、人数で女性が男性の約二倍多い。高齢者人口も女性は男性より一・三倍多い（二〇二〇年）が、それを考えても女性が多い。女性が多い傾向は高齢者だけでなく全年代に当てはまる。なぜ女性がうつになりやすいのか、理由ははっきりしていない。

重症化すると無言・無動の昏迷に

身体性うつには、動くのがひどくおっくうになって動きたくなくなるタイプと、落ち着かずそわそわと動いてしまうタイプがある。それぞれ、後述する制止型と焦燥型である。共通するのは、うつの苦しさだけに気持ちが集中し、他のことは何も考えられないことである。

これらの症状が極度に重症化すると、「昏迷」という無言・無動の状態に移行してしまう場合がある。声も出せず身体を動かすこともできず、食事も排泄もできない。横になっているだけである。発病から数ヵ月経って昏迷になる人もいるし、一～数週間のうちになる人もいる。一見重篤な身体疾患による意識障害のようにみえ、救急搬送される場合もあるが、意識は正常なので、周囲の音は聞こえていることが多い（改善したあと、患者さんが教えてくれることである）。意識障害ならば乱れるはずの脳波は正常であり、初期であれば血液検査、胸部や腹部のレントゲン、心電図といった検査をしても何も異常所見が現れない。しかし、そのまま放置されて時間が過ぎれば、水分も栄養もとれず生命にかかわる。早急に栄養補給とうつ状態を治すための身体的治療が必要になる。心理カウンセリングや精神療法はもちろん、まったく役に立たない。

病的な思い込みである妄想

身体性うつのなかには、うつ症状が進むにつれ、ありえない事実を信じ込むようになる人たちがいる。思い込みという段階を越えて、病的な思考といえる「妄想」である。

「人生で大きな罪をおかしたからこうなった」（①）

「治らない病気にかかってしまって死ぬしかない」（②）

「家が破産してお金が一銭もない」（③）

この三つのテーマの思い込みが身体性うつに典型的な妄想である。①を罪業《ざいごう》妄想、②を心気《しんき》妄想（心気とは身体の不調を過度に気にすること）、③を貧困妄想と名づけている。

うつで長く苦しんでいる人なら、こんな思いになっても仕方ないかもしれない、と少しは理解できるところもある。ただ、その内容は度を越しているというほかない。また、身体性うつの焦燥型のなかには、症状が進行してからではなく、うつの初期からこのような妄想が出現することがある。

周囲が正しい事実を語って聞かせ、「そんなことはない」「そんな心配はない」といくら説明しても、その言葉でうつの人の確信が変わることはない。なぜそのように思うかを問いただしても、本人にも答えられない。うつという重い病が脳を支配し、正常心理が入り込む隙間もない思考、すなわち妄想を作り出してしまっているからである。

なお、精神科のなかで妄想は、統合失調症の人の典型的症状の一つだが、統合失調症では誰かに狙われているといった被害妄想、周囲の人やテレビが自分のことを話題にしているという関係妄想などが特徴で、身体性うつの妄想はこれらとは異なっている。

希死念慮（死にたくなる気持ち）は病的な視野狭窄

深刻に思いつめ、死ぬことしか考えられなくなる身体性うつの人もいる。病的な「考えの視野狭窄」と言ってもいい。人は何かに思い悩んでいるとき、他のことに目が行かず、悩み事以外考えることができなくなる。こんなに苦しいなら死んだほうがいい、と思いつめることもある。それが「考えの視野狭窄」である。ただ、うつ状態が軽いときには、周囲からのアドバイスやふとした言葉で、別の見方や考えができ、気持ちも軽くなるということが起きる。その悩みや苦しみが病的なものでなく、正常心理の周辺にあると言える悩みだからである。

しかし、身体性うつの人の希死念慮は、周囲のどんな言葉も受けつけない。それが病的という言葉の表す意味である。心と身体のつらい苦悶のなかで、感情は固まり思考も止まり、周囲の誰かの親身な言葉もどんな美しい光景も、その人の心を動かすことがなくなってしまう。何かに突き動かされるかのように、自分は死ぬしかないと思いつめてしまうのである。その結果、実際に行動を起こし、自殺を図る人もいる。これもうつという病が、生き続けることが基本のはずの脳と身体を、闇のなかへと陥れてしまうせいである。

高齢者うつでもっとも多いこのうつは、単なる「心の病」と呼ぶのは適当ではない。正常な心理では理解できない、まさに「病的」な病であり、「身体性の心の病」と呼ぶべきものなのである。

身体性うつの治療法

身体性うつの根本治療には身体的治療が必要である。身体的治療とは、薬物療法と通電療法のことである。軽症でも重症でも基本的にこの方針は変わらないが、通電療法は通常は重症のときに行う。前述のように、心理カウンセリングや精神療法（面接）は根本治療にはならない。

「心の病なのにカウンセリングではないのか」と問われることがある。現実の悩みやつらさの相談と治療なら心理カウンセリングや精神療法であるが、身体性うつは、なぜつらいのかが本人にもわからない身体と心の病的な苦しみである。「身体性の心の病」であるからこそ、身体的治療が必要なのである。

薬物療法の中心は、脳に作用し、憂うつな気分や興味、意欲などを回復させる働きをもつ抗うつ薬という薬物である。抗うつ薬以外の向《こう》精神薬（精神に影響を及ぼす薬物）も用いられる。

治療はもちろん「治癒」を目指すが、精神科でいう「治癒」は完治ではない。抗うつ薬などによる薬物療法の結果、すっかり元気な状態に回復できても、薬はその後も内服してもらうのが原則である。高齢者は若年者に比べてうつを再発しやすく、大部分の人に再発の危険があると言っていいからである。つまり、再発予防または改善維持のため、通院と服薬を継続してもらう。人生で一回のみのうつ状態で、薬で治療して回復後もう再発しないという人もいるが、少ない。服薬継続期間の目安としては、初めて軽症～中等症程度のうつになった人なら、回復後少なくとも一年間。初めてでも昏迷や妄想を生じるなど重症だった場合や、再発して二回目以降のうつ発病の人には、回復後もずっと飲み続けてもらうことにしている。もちろん、副作用がないかきわめて軽いことが条件になる。

このように、薬を服用しながら治癒した状態を維持することを「寛解」と呼んでいる。

本書で「治癒」「回復」「改善」というときは、この「寛解」のことだと考えていただきたい。

また従来、（内因性）うつは自然に治る、と言われていた。それならば、薬を飲ませて急いで治す必要はない、という議論がある。私は自然に治った例に出会ったことはほとんどないが、もし自然治癒するとしても一定の期間がかかる。半年、あるいは一年か二年、それ以上であるかもしれない。その間、うつは人を苦しめる。長い時間を苦悶しながら過ごさなければならない。身体が衰弱してしまう人や、つらさに耐えきれず自殺を図る人も現れる可能性がある。苦しみをできるだけ早く少なくするため、薬を用いるのが治療である。

薬物療法（詳しくは第5章参照）

抗うつ薬の錠剤やカプセル剤を服用してもらう。

抗うつ薬は二〇種類以上もの多くの種類があるが、高齢者に用いる場合、どの薬を選ぶかの重要な基準は、副作用がないか極力少ないことだ。抗うつ薬には、種類によってさまざまな副作用の可能性がある。同じ薬でも服用する用量（錠数）が増えれば、副作用も出やすくなる。口の渇き、便秘、吐き気、眠気、立ちくらみや血圧低下などが主なものである。通例、若年者なら副作用の出ない種類の薬でも、同じ用量で高齢者が服用すれば、副作用は出やすくなる。逆に、高齢者のほうが副作用の出にくい抗うつ薬も少数ながらある。いずれにせよ、これらは、うつになった高齢者の苦しみをさらに強めてしまうので、処方にあたって医師には最大限の注意が必要だ。また、すでに服用している他診療科の薬との「飲み合わせ」（薬の相互作用）にも注意が必要だが、抗うつ薬の選択を的確にすることで悪い相互作用は避けられる。

服用錠数は、二〜三錠以上の服用が必要になる場合も、〇・五〜一錠で十分な場合もある。種類も最初は一種類の薬だけの服用だが、効果がみられないと二種以上の薬を服用する場合もあり、それに伴い錠数が多くなることもある。最大何錠まで飲んでいいかは、抗うつ薬の種類ごとに規定で決まっている。二錠で最大の効果を示す薬もあれば、八錠までとされている薬もあり、錠数だけでは薬の強さの比較はできない。

重症で、昏迷などの状態になった場合、口から飲むことができなくなる。その際は、鼻から喉を経由して胃に管を通し、胃に直接薬剤を注入する方法を用いる。また、ごく一部だけであるが、内服薬以外に注射剤のある薬もあり、点滴で投薬をする場合もある。具体的な望ましい薬剤名を含めて第5章で詳しく述べる。

通電療法（電気けいれん療法）（詳しくは第6章参照）

頭部（こめかみの部分）に二つの電極を貼り、二〜八秒間電気を流す治療である。通常、一、二日おきに計七〜一三回くらい施行する。高齢者に限らず、重症の身体性うつに対して、薬物療法より早く確実な効果を期待できる治療法で、全身麻酔をかけて痛みや恐怖をなくす手法により全国の大学病院や総合病院、一部の精神科病院で行われている。もちろん、保険診療として公式に認められている。

通電療法でなければ治らない人、命を救えない人が確実に存在し、重症が少なくない高齢者うつの治療にとって不可欠な治療手段である。その際、安全を最優先とすることは言うまでもない。

施行する前に、身体状態の検査を十分に行い、危険がないことを確認して行われる。

頭痛や認知機能の低下・混乱など副作用が現れることがあるが、ほとんどは一過性のもので長く残ることはなく、いわゆる後遺症などもない。

かつては通電によって全身けいれんを生じたことから、いまも世界的に「電気けいれん療法」と呼ばれる。現在は、麻酔とともに、けいれんが出現しないようにする筋弛緩薬を投与する手法が標準的になっていて、けいれんは通常、片方の足首から先にしか出ない。けいれんの出る手法と区別して、無けいれん性電気けいれん療法と呼ぶときもある。ただ、精神科病院のなかには、筋弛緩薬を用いる態勢がなく、全身けいれんを生じる方法で行っているところもある。

具体的な施行手順を含めて、第6章で詳しく説明したい。

精神療法

面接による精神療法や心理カウンセリングなどは、これまで述べてきたように、身体性うつの根本的な治療にはならない。とはいえ、本人の苦悶や孤独を少しでも癒し、支える補助的治療にはなる。もちろん、治療以前に本人の話に親身になって耳を傾け、そのつらさに共感して接することは言うまでもない。

そのうえで、苦悩と絶望のなかにいる身体性うつの人を支えるために、どう声をかければいいか。

身体性うつの急性期（うつが出現したばかりの症状さかんな時期）に対して、精神科のなかで確立された「うつ病の小精神療法」七カ条というものがある。精神科医師の笠原嘉が一九七八年に発表し、「笠原の小精神療法」とも呼ばれてきたもので、ほとんどの精神科医師はこれに従って、かつての「うつ病」（つまり身体性うつ）の人に自信をもって面接をすることができた。これは若年者でも高齢者でも変わらない（二〇年ほど前から、前述のように、「うつ病」と呼ばれる患者層が身体性うつではない人たちにまで広がった。新たな「うつ病」層は対象にならない）。

以下の七カ条である。

「うつ病の小精神療法」

1．うつ病という病気であることを認める

身体性うつになる人は、自分の気の緩みや怠け、不摂生からうつになったのではないか、と自分を責めてしまいやすい。心理性うつの人がときに、自分のうつは誰かのせいだと他人を責める気持ちになるのと対照的である。現在の状態が、ほかならぬうつ病という病気のせいだと医師が認めることは、大きな救いになる。また、本人の状態が怠けではないかと不審を抱いている家族に対しても意味がある。

2．できるだけ早く休息に入らせる

休むことを自分の努力不足や怠けととらえ、あたかも罪のように考え、進んで休むことができない身体性うつの人にとって、休んでいい、休みなさいと保障と指示を受けることは、改善への大きな一歩になる。休むことの罪悪感が減り、心身の疲弊はようやく回復基調に入ることができる。本人の判断に任せることは適当ではなく、医師がしっかり「指示」することが本人の迷いを払拭することになる。

3．予想できる治癒の時点を明示する

身体性うつの人は、このつらい状態が永遠に続くように感じ、出口もみえず、絶望の淵にいる。医師からの「あと三ヵ月で治る」との宣告は、すぐに信じられなくとも、一条の希望の光になる。苦しさは変わらなくても、もう消えてしまったほうがいいという自殺衝動を抑えられる救いになるかもしれない。一方、すぐには治らず時間が必要、というメッセージにもなり、治療に専念する覚悟も促すことができる。

4．自殺をしないことを約束させる

身体性うつの高齢者には、几帳面で律儀で仕事熱心な人が多い。そういう人は、「約束」という規範を守る。うつになって死を一瞬でも考えない人はいない。そのとき、「自殺しない約束」ははっきりブレーキになる。自殺を話題とすることが自殺を誘発しないかという心配がよく聞かれるが、実際はそのような傾向はみられない。むしろ、もやもやした感情を言葉にすることで、冷静になれる利点がある。

5．人生の大問題の決定は延期させる

うつで気分が低下し思考も抑制された状態では、自信をなくし「自分がかかわっても役に立たない」などと考えがちだ。十分によく考えることができずに、人生上の大事な判断を早まってしてしまうことがある。症状が改善して自信が戻ると、その判断を後悔することになるかもしれない。早まって人生を間違ったと思えば、今度は心理性うつが発症しかねない。決断を延期する促しで、それを避けるようにしたい。

6．症状は一進一退することを伝える

身体性うつは回復し始めると比較的スムーズに進展するが、それでも気分の変動による一時的な低下が生じることがある。さらには、数ヵ月、何もできずに周囲に世話になっていた現実や、自分の居場所や役割が変化している状況に直面して悩みが生じ、回復が一時的に停滞することもある。そのような回復期の不安定を事前に繰り返し予告しておくことで、過度な期待と楽観を避けられる。

7．服薬の重要性と出現しうる副作用を伝える

初めての向精神薬の服用への抵抗感と不安、副作用への恐れは、誰もが抱いて当然の心理である。薬の害や心の鍛錬を説くメディアも散見され、影響されやすい。服薬こそがうつを改善させることを真摯に説き、起こるかもしれない副作用を前もって知らせておくことは、本人に安心を与えることになる。その際、もし副作用が出現しても、すぐに必要な対応をとることも約束しておく。

これによって、身体性うつの人は、自分の状態は性格や生き方のせいではなく病気であり、休息と服薬によって、波はあっても三ヵ月後には治る可能性が高いことを知る。医師からの指示的な言葉は、不安と動揺を最小限にしてくれる。焦っていろいろ決めなくていいのだと気持ちが和らぎ、約束したから自殺はしないという自制心も働く。

また、この七カ条以外に、よく「うつ病の人を励ましてはいけない」などと言われる。このときの「うつ病」もまた、身体性うつのことである。心理性うつの人には、休まず逃げずもう一度頑張ってみましょう、と励ますことがしばしば治療になる。身体性うつには当てはまらない。

ただし、励ましや激励がすべていけないということではない。むしろ、つらさに共感したうえでの「力になるから、一緒に頑張ろう」という激励は好ましい。いけないのは、第三者的立場でしてしまう現状否定の「ダメ出し激励」である。「弱気にならずに頑張って（弱気ではダメ）」「少しは外の空気を吸わないと（ダメ）」「気持ちを切り替えればいいんだ（切り替えないとダメ）」などは、本人をさらに苦しめる。そうしたいと一番思っているのは本人なのであり、それがうつのせいでできなくて悩み困っているのである。

そのつらさを理解し、共感したい。

治療はどのくらいで効いて治るのか

身体性うつの八～九割は治る、と書いてきた。では、どのくらいの期間の治療で治るのか。

薬を内服し始めて効果が現れ、症状が緩和されるのは、平均すれば一～三ヵ月である。一人ひとりをみれば、一、二週間で改善する例もあるし、半年以上かかる例もある。一年以上入院しても改善しない例もある。

「笠原の小精神療法」の「3．予想できる治癒の時点を明示する」では、その時点は三ヵ月と話すのが推奨されている。もちろんこれも、すべてが三ヵ月と決まっているわけではない。精神療法として、治癒の目標時期を数字で示すことで、患者に希望と安心を与えることを主眼に示された平均的な時点である。

治癒までの期間には、症状の重さだけでなく、治療方法の選択が大きく影響する。そのため、治療を受ける人によって短くも長くもなる。通常行われる薬物療法では、どの種類の抗うつ薬を選ぶか、最初に服用する用量（錠数）をどうするか、どのように増量するかしないか、また効果が不十分なときには、他の種類の抗うつ薬に切り替えるか、同じ種類で上乗せにするか、など精神科医師の選択すべき場面は多い。それによって、治療効果は変わり、治癒までの期間には幅が生まれる。

抗うつ薬で治療が難航したとき、抗うつ薬以外でうつに効果的な薬を追加するかどうか、するとすればどんな薬を追加するか、も重要な選択である。効果がみられず、患者の体力低下や衰弱傾向が進みつつある場合は、通電療法をいつ行うかの決断も重要になる。まれではあるが、最初から薬物治療ではなく、通電療法を行うのが適切な場合もある。その場合はほぼ一ヵ月で治癒することが期待できるが、その後の再発予防の薬に十分な効果がないと、数ヵ月〜一年の間に再発してしまう例もある。

一方、残念ながら治りづらい、または治らない一〜二割はどういう場合か。抗うつ薬の効果が出るのに時間がかかり、身体的衰弱が進行したり余病を併発したりして十分な治療が行えなかった場合のほか、身体性うつに重なって現実的な悩みによる心理性うつもあった場合がある。身体性うつが薬で改善しても、心理性うつが長く残ることがあり、うつが治ったとはいえない。さらに、身体的問題のために通電療法の施行を断念した場合も、他の薬物療法を模索することになり、治療の長期化が避けられなくなる。

身体性うつの三つの型

高齢者の身体性うつは症状から、制止型、不定愁訴型、焦燥型の三つの型に分けられる。

いずれの型も、自然に回復することは非常にまれだ。自然回復することがあったとしても、通常、半年～数年という長い時間がかかる。その間、うつの苦しみは続くことになる。動く気力がなくなって筋力低下が進行する可能性もあるし、食事が十分とれずに栄養不良から身体疾患を併発するかもしれない。死にたい気持ちが膨らむ危険もある。一日でも早く高齢者の苦悩を癒すために、まず薬物療法、そして必要なら通電療法が必須なのである。

各型を具体的な例とともに示したい。

制止型

一般のうつのイメージに一番近い、しおれたように元気がなくなり、活動が減ってしまう典型的なうつの状態を示す型である。精神科医師でなくても、誰がみても活気なく暗く、動きが少なくなってみえる状態であろう。

制止とは、思考などの精神活動が低下し、会話や動作が緩慢になる症状のことを言い、ひどくなるにつれ、何にも興味がもてない、動かない、話さない、食べられないといった状態になる。何かに悩んでいるからつらいという感覚はなく、なぜそれほど元気が出ず動けないのか、本人にもよくわからない。常に元気が出ない苦しさがあり、横になっても楽になるわけではない。何もする気が起きないから仕方なく横になり、食べる気はしないが時間だから口にする、という状態になる。一人でいると心細くなり、ひどく苦痛を感じる人もいる。夜も十分眠れないことがほとんどだ。

重症の際は入院の対象となるが、医師や看護師が声をかけても、話すことが苦痛でろくに会話ができず、ほとんど助けにならない。改善が遅れると、寝てばかりの状態が続き、上下肢の筋力のほか、嚥下（飲み込み）の能力も低下し、肺炎や歩行障害など余病を併発しやすい。

重症化すると、前述した妄想（罪業妄想、心気妄想、貧困妄想）を呈する人や、昏迷という無言・無動の状態になってしまう人もいる。希死念慮が高まり、自殺の危険もある。治療法は、仕事や家事などを休み、心身の休養をすることと、抗うつ薬を服用することである。抗うつ薬は、もとの状態に近く回復できる効果があるまで、十分な量を服用することが大事だ。もちろん、薬の服用や用量増加（増量）には、吐き気や眠気などの副作用がほとんどないことが前提である。

制止型には抗うつ薬が奏効しやすいが、もし薬物療法で改善の兆候がみられないときは、本人の体力や栄養の低下が進まないうちに、通電療法を早めに検討する。本人と家族の同意を得て、術前検査を十分に行ったうえで安全を確認して行う。

〔症例・制止型１〕腰の手術の成功後に意欲が低下した例（八〇代男性・無職）

〈これまでの生活〉

高卒。会社勤務を六五歳まで。結婚後、一男一女をもうけた。仕事に打ち込み、付き合いのゴルフと麻雀にも没頭した。帰宅はいつも深夜だった。退職後、リウマチ、前立腺肥大、高血圧で服薬しているが、毎日長い距離の散歩をするなど、几帳面で精力的な面は変わらない。飲酒は付き合い程度。

〈症状の経過〉

あるとき、散歩で下肢の痛みとしびれを感じるようになり、整形外科を受診したところ、腰の神経の通り道が狭くなっていると言われた。好きな散歩を心おきなくしたいからと、みずから手術を希望して一ヵ月入院した。内視鏡による手術は無事終わり、痛みがなくなって喜んでいたが、退院前後から気分が暗くなり、何事にもやる気が出なくなった。食欲も低下して食事量は大幅に減少。散歩も行かず日中も横になり、楽しみだった孫やひ孫との遊びも煩わしくてしなくなった。何となく不安で、パート仕事中の妻に電話をかけ「早く帰ってきてくれ」と訴えた。一度は「体調がひどいから救急車を呼んで」と家族に頼み、救急病院に搬送されたが、検査では異常なしだった。抗不安薬（不安や緊張を和らげるための薬）を処方され毎日飲んだが、一時的に楽になるだけだった。退院後一ヵ月経っても状態が変わらず、家族に連れられ、私の高齢者専門外来を初診された。

〈受診後の経過〉

杖をつき歩いて初診したが、つらくて診察まで座っていられず、外来のベッドで横になっていた。活気なく表情に乏しい。弱々しい声で手術前からの経過を語り、「どうしてこんなふうになったかわからない。一人でいるのがつらい」と言う。妻は「こんな元気のない姿はみたことがない。もともと弱さをみせない人なのに」と話す。

甲状腺ホルモンを含めた血液検査、頭部ＣＴを行ったが、異常はなかった。手術が成功したにもかかわらず活気・意欲が低下し、以前にはなかった寂寥感（寂しさ、心細さ）も現れていることから、身体性うつと診断した。服薬でよくなることを話し、抗うつ薬〇・五錠の内服を始めたところ、食欲が出始め、二週間後に一種追加して計一・五錠とすると、一人でいられない寂しさも消え、抗不安薬の服用も不要になった。初診後一ヵ月半で、活気と意欲がほぼ回復し、つらさはまったくなくなった。再発予防のため、通院と服薬を継続した。

コメント　仕事も趣味も精力的にこなしていた人が、腰の手術で痛みがとれ、喜んだにもかかわらず、直後からうつ症状が出現した例。手術をしたことがうつ発症の誘因と言えるかもしれないが、成功して痛みもなくなっており、原因だとはとても考えられない。本人も理由がわからないままつらい状態になり、妻も初めてみるような弱々しい姿を呈した。身体性うつでは、この例のように「一人でいられない」と過去に味わったことのない寂寥感が現れることが多い。周囲も自分もどうすることもできない。抗うつ薬が比較的短期間で奏効し、男性はつらさから解放された。

〔**症例・制止型2**（入院例）〕**経営の悩みから自殺未遂に至った例**（七〇代女性・会社社長）

〈これまでの生活〉

高等女学校卒後、会社勤務。結婚後、二女をもうけ、夫とともに家業の会社経営に参画。夫が病死後は、社長を引き継いだ。性格は我慢強い、外向的、精力的。既往に五〇代での子宮筋腫の手術。飲酒はほとんどしない。

〈症状の経過〉

社長を務める会社の経営が悪化して悩んで眠れず、食欲が低下した。それが二ヵ月ほど続いたあとに、意欲が低下、仕事も頭に入らなくなり、出勤できず、家で横になっているばかりになった。その頃には経営が回復して好調に転じたが、状態は変わらなかった。「お金がなくて会社の支払いができない」などとも言い、家族が「会社はもう大丈夫」と事実を説明しても聞き入れなかった。夜、「迷惑ばかりかけて死にたい」と帯で首を絞め、そばにいた家族に止められた。家族とともに私の高齢者専門外来を初診された。

〈受診後の経過〉

うつむいて活気なく、会話は問いかけにぽつりぽつりと返答するのみで、「私が悪いからこうなった」と自責的な言葉を語った。「いまも死んだほうがいいと思うのですか」と聞くと、黙り込んで返事ができなかった。悩みのもととなった経営悪化が改善してもうつ状態が進んでおり、甲状腺ホルモンを含めた血液検査と頭部CTでは異常所見はないことから、身体性うつと診断した。自殺未遂後、まだ希死念慮もあると思われ、重症であり、入院となった。

一ヵ月間、終日の休養と抗うつ薬五錠（規定上の最大用量）までの増量をしたところ、食事がかなりとれるようになり、希死念慮もなくなった。しかし意欲と活動力が戻らず、ベッドに横になるばかりのため、薬をさらに一種類二錠を追加したところ、徐々に気力と活動力が上向き、表情も明るくなった。入院二ヵ月あまりで自宅に退院した。再発予防のため、服薬と通院を続けた。

コメント　会社の経営悪化をきっかけに自殺企図にまで至る重症の症状を呈した例。経営不振がうつの原因にもみえるが、その後好転してもうつ症状は改善していないのが説明がつかない。経営不振はきっかけに過ぎず、それとは別の病態すなわち「原因不明の脳の不調」である身体性うつが進行していると思われた。悲観的な思考から、周囲の説得も耳に入らないような病的な思い込み（妄想）が生じ、自殺により生命の危機もあった。入院と十分な薬物療法が早期に必要な状況であり、入院治療が奏効した。

不定愁訴型

不定愁訴とは、原因がはっきりせず、明確な形となって表れにくい症状のことである。そのため、内科的な診療のなかでは診断がつきにくく、ときに医師を困らせる。それが、実は身体性うつの一つの型であることがある。

原因不明の身体不調――身体各部の痛みのほか、頭の重苦しさ、息苦しさ、胸苦しさ、全身のだるさや熱い感じ、腕や脚のしびれなどの一つまたはいくつか――を訴え、うつに典型的な憂うつ感、気分の落ち込みの症状は乏しい。実際は、しばしば本人も気づかないうつ症状が背景にあり、気持ちや気分の苦しみが徐々に膨らんでいる。最初は誰もが身体の病気を疑って病院に行くが、検査をしても異常所見が何もないという結果になり、本人はつらさを理解してもらえず、ますます孤立することが多い。うつが身体症状という仮面に隠れているという意味で「仮面うつ病」という呼び方もある。

一方、これらの不定愁訴の症状は、現実的なストレスや対人トラブルなどによる心の原因（「心因」と呼ぶ）で引き起こされることも多い。心因による身体症状ならば、原因となるストレスやトラブルがなくなることで、大きく軽減または消失する。これは身体性うつではなく、別のストレス性の精神障害であり、治療が異なる。紛らわしいのは、一見大きなストレスのあとに、息苦しさや全身のだるさが現れたようにみえる場合である。ストレスのせいだ、と思われると、身体性うつの適切な治療が行われないことになってしまう。身体性うつであれば、そのストレスがなくなっても症状が消えず、つらさが続く。

治療法としては、制止型と同様に、抗うつ薬中心の治療で奏効することが多い。むしろ重要なのは正しい診断である。身体的愁訴に注目してしまうと、身体性うつとの診断が遅れ、単なる不定愁訴ととられて治療されなかったり、前述のように、精神科で身体症状症（身体表現性障害）と呼ばれるストレス性の障害と診断されて別の薬物治療が行われたりすることがある。いずれも適切な治療ではなく、患者の苦しみは長引くばかりだ。不定愁訴を示す人のなかに身体性うつが少なからず存在するという事実は、残念だが、一般医師の間にまだ十分知られていない。

〔症例・不定愁訴型1〕めまいがつらく、死んだほうがいいと訴えた例（七〇代男性・自営業）

〈これまでの生活〉

中卒。職業訓練校を経て、父の工場を継いだ。結婚後、一男一女をもうける。現在は妻と二人暮らし。カラオケが趣味、日課は散歩。既往症として、高血圧、一〇年前に前立腺がんの手術。不眠症で睡眠薬一錠を常用している。飲酒は毎日缶ビール（三五〇ml）一缶。

〈症状の経過〉

新型コロナウイルス対策の自粛の影響で仕事の注文が減り、ふだんの半分くらいになり、ひまな時間を持て余し始めた。収入はそれなりに確保でき、困ることはなかった。仲間とカラオケにも行けず、家にいることが多くなった。そのうち、朝起床すると周囲が揺れるようなめまいを感じ、日中も時々感じるようになった。仕事するときにはめまいは出ないが、気になって耳鼻科を受診。内服しても効かず、点滴もしたが数時間しか効果がなかった。次第に吐き気も感じるようになり、食事が半分しか食べられない。内科で血液と心電図などの検査をしたが、問題なしだった。頭がもやもやする感じがして脳外科も受診、頭部ＭＲＩで異常はなかった。散歩に出る気力もなくなってきたため、心療内科を受診したが、「規則正しい生活と運動をするように」と指導され、通院は不要と言われた。家のなかで体操を始めたが、つらさが増すばかりだった。娘がインターネットで私の高齢者専門外来をみつけ、妻とともに初診された。

〈受診後の経過〉

表情はさえないが、それなりの活気があり、みずから進んで「めまいがして、頭のもやもやでいやな気分。ずっと船酔いみたいだ」と症状を訴えた。心療内科で病気と思ってもらえずまた悪くなったと不満を語り、「このままではつらくて仕方ない。どうしていいのかわからない」と訴えた。妻は「めまいくらいで『死んだほうがいい』なんて言うんです」とあきれたような口調であった。一見快活にみえるが、単なるめまい以上のうつによる苦悶があると思われた。甲状腺ホルモンなどの血液検査では異常がなく、身体性うつと診断。服薬できっとよくなると説明し、抗うつ薬を○・五錠処方したところ、一週間でめまいなどの症状は消失し、死を考えるようなつらい気持ちもなくなった。以前と同様の生活ができるようになり、再発予防のため通院と服薬を続けた。

コメント　身体症状が主に自覚されて、憂うつ感や意欲の低下は前面に出ていなかった例。主な症状はめまいと頭のもやもや感で、いくつもの医療機関を受診して回ることになったが、背後には言いようのないつらさがあった。それが「どうしていいかわからない」「死んだほうがいい」という言葉に表れている。身体的には異常はなく、身体性うつの苦悶の現れだったと思われる。表面だけをみていると、心療内科での診療のように、重症化もありうる本当の病気だと思われずにうつが見逃されてしまう。わかってもらえないことで、本人はさらにつらくなったに違いない。発症のきっかけは、新型コロナの流行で仕事が減り時間ができたことだと言えるが、それを思い悩んでいたわけではなく、うつの発症とは直接結びつかない。

〔症例・不定愁訴型2〕きっかけなく、熱っぽさと倦怠感が続いた例（七〇代女性・主婦〔元会社員〕）

〈これまでの生活〉

大卒後、会社勤務。結婚後、二男をもうけたが、産休後は勤務を続け四〇代後半で管理職となった。趣味は旅行で、年二回は海外にも家族とともに出かけた。六三歳で定年退職したあとも、年数回は国内外を夫と旅行した。健診で血圧が高めと注意されるくらいで、持病もなかった。夫と二人暮らし。飲酒は付き合い程度であった。

〈症状の経過〉

新型コロナウイルスが流行して気になっていたとき、熱っぽい感じがして測ると三七・一度で、心配になり市販の風邪薬を飲んだ。熱は下がったが、全身の熱っぽさとともにだるさを感じるようになった。熱があると思い、何度も体温を図ったが、いつも平熱だった。心配で時々風邪薬を飲んだ。食事はとれていた。一ヵ月経っても、熱っぽさとだるさがとれないため、病院の総合内科を受診した。血液やレントゲン、心電図など一通りの検査をしたが、何も異常がないと言われ、納得がいかなかった。処方された解熱鎮痛薬を不調時には服用したが、あまり効果はなかった。熱っぽさとだるさは徐々にひどくなり、食欲も低下しておいしいと感じることがなくなった。「どこか身体に悪いところがあるはずだ」との思いから、さらに一ヵ月後、大学病院の総合診療科を受診し、詳しい検査をしたが、やはり問題はなかった。医師から精神科受診がよいとほのめかされ、精神科なんてとんでもないと思った。気分転換に旅行を、と夫に誘われたが、気分は暗く沈んでいて、外出がおっくうで行く気も起きなかった。その後一ヵ月経っても不調は変わらず、夫の強い勧めに負け、精神科クリニックに通院した。「うつかもしれない」と言われて、抗うつ薬一錠が処方になった。二錠に増えて一ヵ月服用しても何も変わらないため、夫が知人から聞いたという私の高齢者専門外来を初診された。

〈受診後の経過〉

症状出現後四ヵ月以上経ち、食事量が減って体重が一〇kg近く低下し、家で横になってばかりの状態であった。緊張した顔で「身体が熱っぽくてだるいだけなんです」「何も悩んでいることはありません」と訴え、精神科への抵抗感が感じられた。「いまのつらさはうつのせい」と伝え、心の悩みからくるうつと原因不明だが身体的要素からくるうつがあると説明した。「心が弱くてうつになるのではない」と話すと、表情に少し安心がみえた。後者のうつの場合は、十分量の服薬が大切であることを説き、現在の抗うつ薬を三錠に増量。一週間後、さらに四錠（規定上の最大用量）に増やした。その一週後、熱っぽさとだるさは半減し、二週後にはほぼ解消して、笑顔がみられるようになった。落ちていた食欲も回復した。再発予防のため、服薬と通院を続けた。

コメント　きっかけなく、身体の熱っぽさと倦怠感が現れて悪化、身体的問題はみつからず、抗うつ薬の増量にて回復した例。遅れて、気分の落ち込みや興味・意欲の低下といった典型的なうつ症状も現れたが、当初は身体症状が主であり、精神的ストレスも感じておらず、本人が身体疾患を疑ったのも無理はなかった。各病院でどこも悪くないと言われ、困惑と孤独感が募ったに違いない。心理的な要因として新型コロナ感染への心配があるが、誰もが感じる小さなものであり、うつの原因といえるものはない。半信半疑で服用した抗うつ薬の増量が奏効し、ようやく本人も（身体性）うつという病気だったのかと納得できた。

焦燥型

気分は落ち込み、好きなことにも興味がなくなって意欲がないうえに、そわそわと落ち着きがなく、じっとしていられずに歩き回ったり足踏みを続けたりしながら、つらさを頻回に訴える。頭が重苦しい、胸が苦しい、脚がしびれるなどの訴えが続き、気持ちや気分の苦痛だけでなく身体的な苦痛を同時に多く伴う。「このイライラを早く治してほしい」「苦しいのを助けて」と、苦しみの表情で繰り返し医師や看護師に懇願する人もいる。医師などが時間をかけて話を聴くと、その苦痛は和らぐかにみえるが、すぐにまたぶり返してしまう。患者の苦痛と苦悩は、制止型にも増して強い。訴えの執拗さが依存的だとか退行（子ども返り）的だとか、周囲から間違った見方をされてしまうこともある。ときには家族から「わがまま言わないで」などとたしなめられると、二重の苦しみを負うことになる。これらの態度は、身体性うつという病気による一時的な性格変化に過ぎず、うつが治れば消えるものだ。

焦燥型の一部には、うつの初期から焦燥感とともに妄想を語るタイプがある。不安そうにそわそわして、落ち着きがなくなるとともに、「取り返しのつかない迷惑をかけてしまった」「大変な罪をおかしてしまった」という妄想が現れる。現実には、そのようなことは何もなかったり、本人の言う「迷惑」や「罪」が実際は取るに足らないミスや失敗だったりする。

多くの焦燥型の人は、病気を自覚し「このつらさを治してほしい」と治療を望むが、初期から妄想を語るこのタイプの人は、「治るものではない。治療など無駄」と通院や入院を拒否し、「もう死ぬしかない」と希死念慮が高まることが多い。治療の進め方には困難を伴う。家族の協力を得て、本人に治療の必要性を説き、服薬や入院を承諾してもらうことになる。

焦燥が軽いものであれば、抗うつ薬で効果があることも多いが、焦燥がある程度以上になると、抗うつ薬は効果が薄く、用量を増やしても効きにくい。抗うつ薬以外の向精神薬で、うつや焦燥に有効なものを服用することが必要になる。

薬物治療に効果が少ない、または効果が現れるまでに時間がかかる、と思われたときには、早期に通電療法を行うことが望まれる。通電療法はうつの症状が重症であるほど早く効果が出るという傾向があり、制止型より本人の苦痛が強く重症といえる焦燥型には素早く確実な効果が期待できる。とくに、初期から妄想を語り治療に拒否的な例は、自殺企図の危険もあり、早期に通電療法を考える必要がある。

〔症例・焦燥型1〕食欲低下し体重が二〇kg減った例（七〇代女性・主婦）

〈これまでの生活〉

高卒。結婚後、専業主婦となり、二女をもうけた。その後、洋裁の仕事を昨年までしていた。地域の民生委員も一〇年勤めた。性格は外向的、社交的で活発。既往として高血圧がある。飲酒習慣はない。

〈症状の経過〉

数ヵ月間、心臓病で入院していた夫が亡くなり、一時は暗い気持ちになったが、まもなく「割り切りができ」元気が戻った。法事やあいさつなどをすませ、ほっとして三ヵ月経った頃、なぜか気分が落ち込み、胸がつかえる感じがするようになった。原因は思い当たらなかった。食事がおいしいと感じなくなり、食事量が激減した。夜は睡眠薬を飲むが、三時間しか眠れなかった。日中、横になってもゆっくりできない落ち着かなさが常にあった。かかりつけの内科で血液検査をしたが異常なく、抗不安薬をもらい一日三回服用した。それでもよくならないので、再受診して「つらい」と訴えると、ビタミン剤の点滴をしてもらえたが、気分がよくなるのは点滴後一時間だけだった。家でじっと横になっていることができず、点滴してほしいと毎日かかりつけ医を訪れた。ある日ふらついて怖くなり、救急車を呼んで救急対応病院に搬送された。諸検査や頭部CTに異常はなかった。食事がとれないため、六〇kgあった体重は、四ヵ月で二〇kg減少した。改善が少しもみられないため、私の高齢者専門外来を初診された。

〈受診後の経過〉

細身で暗い表情を浮かべ、活気がなかった。「毎日点滴してもよくならず、何もする気が起きない」と語るが、(亡くした)夫のことで悲しいのではなく、そのつらさではないと話す。甲状腺ホルモンを含めた血液検査を行ったが、問題はなかった。原因のない憂うつ感、興味・意欲の低下、焦燥感、食欲低下から、身体性うつと診断した。

症状に合った薬を飲めば必ずよくなると話し、睡眠効果も兼ね備えた抗うつ薬を〇・五錠服用してもらうと、一～二週間で気持ちが楽になり、点滴に通わなくてよくなった。食欲も出てきた。一錠にして二週間で意欲が向上し、会話も増えた。さらに一ヵ月の間に抗不安薬の服用も不要になり、その二ヵ月後にはおしゃべり好きで人付き合いのいいもとの状態にほぼ戻ることができた。再発防止のため、服薬と通院を続けている。

コメント　毎日の点滴を求めるほどの焦燥感があり、大幅な体重減少をきたしたが、少量の抗うつ薬で早期に回復した例。夫死去後のうつ状態であるが、原因は夫がいなくなったことに対する悲嘆ではない。夫を思い出して涙に暮れているならそうであるが、この例では夫のことで苦しんでいるわけではなく、理由はわからず元気をなくし、食欲が大きく低下した。その点が身体性うつに当てはまる。さらに、やる気が出ず横になってばかりいる制止型に対して、じっと寝ていられず、連日かかりつけ医を受診して点滴を受けたのは、常に何かしていないとおさまらない強い焦燥感の現れだった。抗うつ薬一錠の服用により一～二ヵ月で回復し、苦悶から解放された。

〔症例・焦燥型２（入院例）〕下肢の違和感と足踏みが続いた例（七〇代女性・主婦）

〈これまでの生活〉

高卒後にデパートに就職。結婚で退職し、専業主婦として一男一女をもうける。夫は一〇年前に病死し、長男一家と同居している。生来健康で、持病はなかった。社交的で協調的な性格で友人も多かった。絵手紙と花の栽培が趣味。飲酒はほとんどしない。

〈症状の経過〉

時々家事を受け持ちながら長男一家と生活していたが、七歳の孫と二人だけだった休日、少し目を離したすきに孫の姿がみえなくなった。一五分ほど探して無事に近所でみつかりほっとしたが、一時はどうなることかと気が動転した。その夜から眠れなくなり、食欲も低下し始めた。同時に、両脚がそわそわする違和感がして落ち着かなくなるようになった。一ヵ月経つと脚のそわそわ感はますますひどくなり、落ち着いて座っていることができず、数分で立ってしまう。立つとじっとしていられず足踏みをした。孫の行方不明騒ぎを思い出すわけでもないのに気分は暗くなり、食事量が減って体重も落ち始めた。好きな絵手紙もまったく書かなくなった。

かかりつけの内科で血液検査と心電図検査を受けたが異常はなく、精神科ではないかと言われ、大学病院の精神科を受診した。うつ病と言われ、抗うつ薬の内服を始めたが、五ヵ月通院しても改善の兆しがなく、私の高齢者専門外来に家族とともに初診された。

〈受診後の経過〉

やせた長身で、顔を苦しそうにくしゃくしゃにして何度もまばたきをした。座りながら、常に脚をがたがたと動かした。話はまとまらず、「脚がむずむずするんです」「落ち着かなくて」「つらくて動いてしまう」と途切れ途切れになった。孫のことがきっかけになったが、いま孫のことは何も心配ないという。息子の話では、寝ているとき以外は一日中立ったまま足踏みをし、じっと座っていることが難しいという。大学病院で数種類の抗うつ薬を服用していたが、効果はなかった。憂うつ感、興味・意欲の低下に加え強い焦燥感があり、重症の身体性うつとして入院とした。

入院後一ヵ月間、服薬の調整をしても改善がみられないため、本人・家族の同意で通電療法を施行。麻酔科管理のもと無けいれんの手法で、週二回のペースで始めたところ、二週目から改善がみられ、五回目以降は足踏みせずに座っていることができるようになり、明るさ、意欲、食事量とも向上した。八回終了後は、入院時とは見違えるように快活になり、本人・家族ともに「もとの状態に戻った」と喜んだ。記憶障害などの副作用もまったくみられなかった。抗うつ薬以外の二種の向精神薬計六錠の内服で再発なく生活できるようになり、予防のため通院を続けた。

コメント　強い焦燥感に半年以上苦しみ、大学病院への通院でも変わらず、入院による通電療法で著明に改善した例。きっかけは孫の行方不明であったが、無事にみつかり心配はないにもかかわらず、うつ症状だけが増悪していた。行方不明への心配がうつの原因とはいえず、本人もなぜつらいのかわからなかった。何種類もの抗うつ薬が助けにならず、通電療法が患者を苦悩から救ったと言える。その後も、抗うつ薬以外の向精神薬が再発防止に効いていると思われる。このように焦燥型では、しばしば抗うつ薬だけの治療では効きにくい。

3. 現実の悩みが生む心理性うつ

ショックな出来事、人間関係のこじれやトラブル、つらい別れなどがあれば、気分が落ち込み、やる気がなくなり、食欲が低下し、睡眠もままならなくなる。もし、軽くすんで短期間で元気が戻れば、それは誰にでも起こる「正常なうつ」と呼ぶべきものであり、精神科で診てもらうような状態ではない。ところが、これが長く続き、苦しさが募り、ふだんの生活にも支障が生じてくるのが「心理性うつ」である。重い場合は、死にたいと思いつめてしまう場合もある。

これは、身体性うつのような「原因不明の脳の変調」ではなく、はっきりした原因によって心が苦しみ、うつに転じて起こる「反応性」のうつ状態である。この原因を「心因」と呼んでいる。身体性うつなら、きっかけとなった出来事の心配が回復してもうつ状態は変化しないが、心理性うつでは、もしもとのつらい原因である心因がなくなれば、うつは大きく軽減するか、どこかへ消えてしまうことがほとんどだ。

心理性うつになるかどうかには、元来の性格や気性も影響する。同じ苦しい出来事を経験しても、うつに傾く人と比較的平気な人がいる。たとえば、小さなことでも気にして不安になりがちな人、ストレスを抱え込んでしまう傾向の人、何にでも欲求水準の高い人などは、おそらく心理性うつになりやすい。高齢者には少ないが、もともと生き方が不器用で、失望やみじめさを味わうことの多い人などもそうである。うつの要因として、このような性格背景が大きい人は、契機となった出来事がおさまっても、うつ症状がよくなったり悪くなったりしながら、長引いてしまうこともみられる。

心理性うつと似た状態に適応障害という病名がある。地域社会や集団、環境にうまく適応できなくなり、不安、うつ、不眠などを生じる障害のことだ。いつもの環境にいて、ストレスをもたらす突発事が起きたためにうつになったというような場合は、本来適応障害ではないはずであるが、これも適応障害と呼ぶことがある。その意味で、本書では適応障害の一部も心理性うつに含められると考える。

精神科の診察で識別するときには、「何かつらい出来事があったのですか」「いつも頭のなかで考えて悩んでいることがありますか」と問いかける。「実はこんなことがあって、悩んでいる」と、つらそうに話し始めるのが心理性うつである。聴く側も、その事情ならうつになってもおかしくないと、理解でき共感できる。初対面では詳しい経緯を話してもらえないこともあるが、簡単に言えない悩みを抱えていることだけはわかる。いずれにしても、うつの苦しさの実体を本人自身がわかっている。苦しさの実体や原因が自分でもわからない「ただ苦しい」ばかりの身体性うつとの大きな違いである。

心理性うつは、高齢者には比較的少ない。多くの人が退職していて会社の上下関係がないこと、恋愛をしている人が少ないこと、友人とのいさかいも少ないこと、人生経験が豊富で人格も成熟し、つらさに耐える力（耐性）もついていることなどが理由としては考えられる。もちろん、若い人に負けないような仕事をしている人、心を焦がす恋愛をしている人もいるが、全体からみれば少ない。

一方で、高齢者はいわゆる「喪失体験」が多いからうつになりやすいと、よく言われる。連れ合いを亡くしたり、友人に先立たれたりする、健康状態も若いときの好調さを失ってしまう、家庭や仕事上の役割も少なくなる、それらの苦痛が高齢者にあることはたしかだろう。しかし、それは万人に徐々に訪れる「老い」に伴う現象そのものであり、特別なことではない。身体の不調や病気が増えることを苦々しく思いながら、あるいは役割喪失に寂しい思いを感じながら、受け入れている高齢者が多いのではないだろうか。もちろん、それらを深刻に考えて悩みが続けば、心理性うつ（または身体性うつ）になる人もいるが、それは多くはないと思われる。

心理性うつの治療法

環境調整・精神療法

大きな柱は、環境調整と精神療法である。

環境調整というのは、現実に悩みをもたらしている困難な事情をなんとかすることである。困難をもたらしている現実を変えるために、周辺への働きかけや自身の生活を変えることができないかを考え、話し合う。悩みが解決するような、または解決しなくても問題を軽減させる手段がみつかれば、精神的負担は少なくなり、うつは和らぐ。ただし、通常は現実を変えるのは容易なことではない。悩みのもとが対人関係の場合はなおさらである。相手の気持ちや態度を変えることはままならない。ただ、悩みのなかにいる本人が気づかない考え方や対処法の工夫を少し助言されるだけで、事態が好転することもなくはない。

それとともに行うのが、共感し苦悩を和らげるための面接、すなわち精神療法や心理カウンセリングである。つらい現実は容易に変わらなかったとしても、医師や臨床心理士が理解者になり、定期的に面接することは、本人の力になる。つらい出来事や記憶から徐々に距離を置き、気分転換や別の楽しみに気持ちが向くように対話をする。身体性うつでは精神療法は根本治療として無効であったが、対話による治療が可能なのが心理性うつである。ただ、治療にはたいてい時間がかかる。相当の期間が必要な場合がほとんどで、現実がよい方向に急に変わることなどがない限り、数ヵ月で解決とはいかない。

薬物療法

薬による治療は、身体性うつと違って決め手にはならない。補助的な働きではあるが、助けになることはある。

一つは睡眠の改善である。心労でたいていの人が寝つきが悪くなったり、十分眠れなかったりする。睡眠不足は体力を奪い、ストレスに立ち向かう力も低減させてしまう。睡眠のための薬（睡眠薬や一部の抗うつ薬）で眠りが確保されることは重要だ。ただし、高齢者では朝や日中の眠気（薬効の持ち越し）に十分注意したい。軽い眠気に本人も気づかないことがある。行動が緩慢になったり、認知機能が低下したりすることもある。睡眠のための薬は極力少量で服用したい。

助けになるもう一つは、現実の抜き差しならないつらさの緩和である。どうにも変えようのないあまりにもつらい現実にいる人——不治の病を突然知らされ死に直面した人、長年のパートナーに別れを告げられ孤独になった人など——に対しては、環境調整がまったくかなわず、精神療法も限界がある。そのようなとき、抗うつ薬のなかでセロトニンという神経伝達物質（脳内の情報伝達を司る物質）の作用を強める種類の薬に効果があるときがある。うつの原因は脳内のセロトニン減少だという有力な仮説があり、セロトニン作用を増強するタイプの抗うつ薬は全体のなかでも多数を占めている。

抗うつ薬は本来、気分を持ち上げ、不安を和らげ、意欲や食欲を増進するなどいくつかの作用をもつが、その一つに直面する事情に対し無関心にするという効用がある。いわば「割り切り効果」である。この効用がとくに強いのがセロトニンに働く種類の抗うつ薬である。つらい現実に過度にとらわれ、常に心が支配されている状態から、現実への関心をぼんやりと薄める働きをするのである。服用した心理性うつの人が、つらい現実が少しも変わっていないにもかかわらず、悩みが軽くなり、元気が回復することがある。常にこのような効果が出るわけではないが、ときにみられる奇妙ともいえる現象だ。本人にとっては気持ちが楽になり、有難い。

ただし、これはセロトニン系抗うつ薬の副作用でもある。この作用が過剰に効いてしまうと、周囲の興味あることにまで関心がなくなり、無気力になって、うつが悪化したようにみえたり、一時的に認知機能が低下してしまったりする。セロトニン系作用が中心の抗うつ薬を処方する医師は、常に留意しておかなくてはいけない。

〔症例〕新しい上司との関係で悩んだ例（六〇代男性・会社員）

〈これまでの生活〉

大卒後、不動産会社で営業職。妻とは職場で知り合い、一男をもうけた。課長職を務め、六五歳で定年後は子会社に移り、勤務を続けた。既往症に前立腺肥大があり、内服をしている。趣味は山歩きで、最近は一人で行くことも多い。アルコールはほとんど飲まない。

〈症状の経過〉

精神的な不調を経験したことはなかった。四〇代の頃、会社で営業目標が厳しく設定された時期があり、体力的にきつかったが、精神的に動揺はなかった。退職後、子会社に赴任すると、六〇代の社長から「あなたのやり方でやってください」と言われて安心し、自分のペースでのびのびと仕事ができ、社風にも溶け込んだ。ところが一年後、五〇代の新社長が赴任。社内改革で仕事の分担を大幅に変更された。若い社員と一緒に新しい仕事をすることになり、要領がつかめず、決まり事をなかなか覚えられなかった。二週間後、社長から直接「しっかりして」と注意され、焦りが募った。次第に寝つきが悪くなり、毎晩仕事の夢を見て眠りが浅くなった。無理して仕事をしているのが苦痛になり、朝出社するのがおっくうに感じ始めた。気分は暗くなり、食欲も落ちた。妻と買い物などに必ず出かけていた休日もその気が起きず、部屋にこもってぼんやり過ごすようになった。妻の勧めで、私の高齢者専門外来に初診された。

〈受診後の経過〉

暗い表情で活気がなかった。「いつも考えている悩み事があるのですか」と問うと、うなずいた。会社での出来事を説明しながら、「頭のなかで社長と仕事のことばかり回っている」「他のことが何もできない」「夢に毎日社長が出てくる」と言う。つらい現実を悩む心理性うつであり、新社長のやり方に順応できないことが原因だと思われた。二〇分ほど話を聴き、長年会社に適応できていたこと、今回のつまずきは若い社長の性急なやり方に要因があり無理もないことを話すが、表情は晴れない。気が乗らなくても休日は気分転換に外出するよう勧め、睡眠だけでも改善するため、睡眠薬を処方。二週間おきに通院とした。

ほとんど状態は変わらず経過したが、二ヵ月近く経ったある日、これまでと違うすっきりした表情で現れた。社長が突然病に倒れて、親会社から定年間際の人が代わりに着任したという。「仕事のやり方が自由になった」「頭の霧が晴れた」「薬なしで眠れる」と明るい声で語った。うつ症状はほぼ改善しているように思われた。念のため次回の予約をとったが、受診することはなかった。

コメント　新社長からの重圧と新しい仕事への不適応からうつになった例。具体的なつらい現実の悩みが常に心を占めている点が、心理性うつであることを示す。新社長の存在を変えることはかなわず、薬での若干の睡眠改善のみで治療は膠着したが、突然の社長交代で、一気にうつ状態は解消した。心理性うつの治り方の一つの典型である。ただし、もし社長の交代という現実の好転がなければ、本人の苦悩とうつは長く続いた可能性が高い。場合によっては、本人が退職する選択が唯一、うつを逃れる手段になったことも考えられた。

〔症例〕同棲相手との突然の別れで苦しんだ例（六〇代女性・会社員）

〈これまでの生活〉

短大卒後、会社員。男性との交際はあったが、結婚はなかった。三〇代から、好きなクラシック音楽の勉強にカルチャー講座に通った。そこで離婚歴のある年上男性と知り合い、二〇年あまり同棲した。定年で五年前から嘱託社員。性格は気にしやすく神経質。既往症は高血圧があり、服薬している。週に数回、ワインをグラス一杯程度の飲酒。

〈症状の経過〉

男性との同棲はうまくいっていると思っていた。ある日、男性から別れを切り出された。詳しい理由はわからなかった。さらに、これまでの経済的援助の返済と家から出ることも求められた。動揺して、ろくに話し合いもできなかった。会社にはいままで通り出勤したが、夜になると涙が止まらず、食事もごく少量しか食べられず、睡眠もほとんどとれなかった。休日は住居探しに不動産屋を回ったが、担当者の話が頭に入らなかった。一ヵ月後、男性は生活援助費返還を求める民事訴訟を起こした。なぜそこまでするのか、見当がつかなかった。会社に行く気力がなくなり、家でも何もする気が起きず、テレビをつけてぼんやり過ごす。食事が十分とれず、一ヵ月半で体重が一〇kg減少した。会社に提出するうつ病の診断書を希望して、私の高齢者専門外来に初診された。

〈受診後の経過〉

表情に生気なくぼんやりしていた。事情を説明し、「別れや裁判の理由がわからない」と力なく語った。転居した新しい住居で、毎晩男性を思い出して泣いているという。男性の行動の理由は本人もわからないのか、わかっているが話したくないのか、判然としないところがあった。ただ、重いうつ状態に変わりはなかった。「これから先ひとりなのかと思うとつらい」と涙ぐみ、自殺の危険もあるため入院を勧めたが、「死ぬなんてしない。なんとか生活していく」と固辞。変えようのない現実に環境調整は不可能で、女性の苦悶も強いことを考え、セロトニン系の抗うつ薬一錠を処方した。

一ヵ月後には裁判が始まり、相手が要求した数百万円を支払うことになりそうだと話す。「とても払えない」と女性はうなだれ、うつが改善する兆候はなかった。このため、抗うつ薬を二錠に増量した（規定上の最大用量は三錠）。二週間後の受診時、女性は初めてみせるさばさばした様子で、「きっぱりあきらめた。気にしないことにした」と明るい口調で語り、私をとても驚かせた。出勤できるようになり、食欲も戻ったという。その後も裁判を続け、内服しながら通院を継続した。

コメント　長年の同棲相手からの別れでうつに陥ったが、抗うつ薬が「割り切り効果」を示した例。つらい現実に日々直面し苦しむ心理性うつである。通常なら、孤独な生活に時間をかけて慣れ、裁判も終結するまで、うつは簡単に癒されるとは思えない。ところが、抗うつ薬服用後、裁判が不利な状況のまま、厳しい現実に何も変化がないのに、「あきらめた」と不思議な割り切りができ、うつが好転した。まれなことであるが、おそらくは抗うつ薬のセロトニンによる作用が現れたのだと思われる。

第2章　家族や周囲の人ができること
――うつの人への接し方、医師へのかかり方

高齢者うつの人への接し方

家族や親しい友人でうつで悩んでいる高齢の人がいたら、どう対応し、何と声をかけるのがいいだろうか。五つの基本を知ってほしい。

なお、ここでいう「うつ」は、現実的な悩みやつらい出来事に苦しんでいる心理性うつではなく、高齢者にもっとも多い身体性うつ（＝うつ病）のことである。

1．「正論アドバイス」をせずに話を聴く

うつになると、ふだんふつうにできていたことができなくなる。そのことに苦しんでいる。そういう人の話を聴いてあげることは大事だが、ついやりがちなのが、何かアドバイスをしようとすることである。役に立つこと、いいことを言ってあげたい、言わなきゃいけないという気持ちになるのは人情であるが、大半のアドバイスはほとんど意味も効果もない。とりわけ、誰もがその通りだと思うような「正論アドバイス」は、さらに本人を苦しめることになりかねない。

「閉じこもってばかりいたら気持ちは晴れない」

「気分を切り替えて前向きになればいい」

「しっかり食べないと元気は出ない」

——健康な人の生活にとっては「正論」であろう。うつの人だって、そんな「正論」はとっくに承知なのである。いいことだとわかっているのに、うつのためにできないから苦しんでいるのである。それを「こうしなさい」とアドバイスされたら、できていない自分の姿に直面させられ、うつ病の人はさらに苦しむ。相手が自分のことを思って言

ってくれていると感じるから、余計につらい。

話を聴くなら、「そうなんだね」「それはつらいことだ」「できないんだな」などと本人のつらい気持ちの表現にあいづちを打ちながら、共感する姿勢で聴くだけがいい。

余分なアドバイスは逆効果であるが、一つだけ大切な助言がある。話をある程度聴いたあとに、後述の「5．精神科を受診し薬を飲めば必ずよくなる」とだけ語りかけたい。

2．身体の不調の訴えを「わがままだ」と言わない

高齢のうつでは、ほとんどの人が、うつによって生じる身体的不調に苦しむ。他人にはこれがなかなかわかりづらい。同じ体験をしていないから当然であるが、うつの人が心の不調だけでなく身体不調にもとても苦しむことは知っておきたい。

身体がだるい、息が苦しい、胸が苦しい、頭が重い、脚がしびれる、腰が痛いなど、人によってさまざまな訴えが出る。周囲も最初は心配して病院（内科や総合診療科）に連れて行くが、検査で異常は何も出ず、「どこも悪いところはない」と言われてしまう。身体の病ではなく、身体性うつという精神の病から生じた症状なのだから当然である。

それでも苦しいので、なんとか治りたい。助けてほしい。「医者に連れて行ってほしい」と繰り返し、「救急車を呼んで」と言う人も珍しくない。周囲には、おおげさでオーバーに言っているように感じられ、甘えて依存しているようにさえ感じられることが多い。しかし、実際はそんなことはない。本人にとっては、言いようのない切迫したつらさなのである。だからこそ、耐えきれずに訴えるのだ。

すでに病院に連れて行った家族は、何度も要求されて困惑し、どうしていいかわからず、「病院で何でもないと言われたのに、わがままばかり言わないで」などと、ときに叱責してしまう。本人はさらに苦しむことになる。決して「わがまま」などではない。それほどの苦しさを与えるのが身体性うつなのである。

身体の病はなくても、うつは身体の症状で人を苦しめる。ときには我慢できないほどつらい。それを周囲は理解して、訴えに耳を傾け、可能な対応をしてあげたい。

3.「うつは怠けや性格のせいではない」と伝える

うつの人は多かれ少なかれ自分を責める。

自分が怠けてばかりいたからこうなった、ふだんの性格や心がけが悪かった、他人に悪いことをしてきたからだ、などと思い込むことが多い。ときにはそれが発展して、「大きな罪をおかしたから取り返しがつかない」「この病は死ぬまで治らない」「このままでは破産してしまう」という妄想になることもある。

周囲もつい、どうしてうつになったのかを心理的に解釈してわかろうとする。ふだんなら、他人の気持ちになって痛みを理解することにつながり、大切なことだ。しかし、身体性うつでは正しい見方ではない。身体性うつの感情や思い込みは病的と言えるもので、心理的にわかろうとするのはほとんどの場合無理である。

周囲は、数年前の連れ合いの他界や昔の友人とのもめ事などを思い起こしたり、本人の性格を引き合いに出したりして、「あの悲しみを引きずっている」「きっと友人とまた何かあったからだ」「気にしすぎる性格が災いした」などと、出来事とつなげて心の葛藤の結果として理解しようとする。これは心理性うつの話であり、身体性うつではほとんど当たらない。

こう話しかけてあげたい。いまのつらい状態はうつという病気で、あなたの行いや生活の仕方や心の弱さのせいなのではない、うつは誰もがなる可能性がある、あなたは何も悪いところはない、と。

高齢者うつは、大きな出来事によってというより、軽い病気や小さなけが、ささいな心配事のあとに現れることが多い。悩み事が解決したあとや、身体の病気で入院し無事治って退院したあとにうつになることもある。ひどく苦しい状況でもない、大きなショックを受けたわけでもないのに、なぜうつが起きるのか。原因は不明で、脳の働きが変調を起こすためだと考えられていることを理解したい。

4.「運動や外出はせず身体を休めていい」と伝える

高齢者の健康には、運動が大事とさかんに言われる。運動をしないと、筋力が弱って活動が減り、認知機能も低下するからと、認知症予防になると奨励している自治体もある（予防効果に確かな医学的根拠はない）。

気分が落ち込み、元気が出なくなって、すべてがおっくうになっている高齢のうつの人に対して、周囲の人はよかれと思って運動を勧めがちである。「散歩すれば元気も出てくる」「外出して太陽を浴びないとますます悪くなる」などという言い方が多い。

精神科のなかにも、活動が少ないことで身体能力が低下し、それがうつにつながると主張している医師もいる。うつの治療に運動を含めたリハビリテーションを勧める主張もある。大きな間違いである。活動減少からくる身体能力低下は、高齢で起きやすい「サルコペニア（筋力低下）」「フレイル（虚弱状態）」として、老年医学の世界で注目されているが、これらはうつの原因ではなく、むしろうつが適切な治療を受けられない結果として現れる状態のことである。サルコペニアやフレイルに陥らないために、うつの治療を薬で十分行うべきなのだ。

身体性うつの人は運動したくても、運動するためのもとの気力がなくて苦しんでいる。外出が健康にいいと重々わかっているのに、できなくてつらいのである。真面目で几帳面な人ほど、散歩を日課にしている人も多く、運動が大切だという思いが強いので、ますます苦しむ。

うつの治療には身体と心の休養が非常に重要であり、無理して何かをすることは禁物だ。「無理な運動や外出はうつによくない。身体と心を休めることが何より大事」と話してあげたい。運動や外出は、薬によってうつが改善に向かい始めた回復期にこそ、奨励したい。

5.「精神科を受診し薬を飲めば必ずよくなる」と伝える

うつで苦しんでいるようにみえる人がいたら、すぐにこう言って精神科受診を勧めてほしい。

「必ずよくなるから精神科に行こう」

うつの人にあれこれ「正論アドバイス」をすることが、うつのつらさに苦しみを重ねることになることは述べた。唯一、ぜひしてほしい行動を促すアドバイスがこれである。

生活上の何かを変えることで治せるものではない。運動に効果がないことは前述の通りで、食事の工夫やサプリメントの類いに効果があった試しもない。強力な栄養・強精ドリンクも一瞬しか効かない。

身体性うつは、八～九割が治る病である。現実の悩みに苦しむ心理性うつと違い、「原因不明の脳の変調」である身体性うつは、抗うつ薬を中心にした薬物療法を行うことによって回復が期待できる。抗うつ薬治療を続けて効果がないときには、通電療法という「最後の頼み」がある。頭部に電気を流す治療で、全国の大学病院や精神科病院で全身麻酔をかけて行われている（第6章参照）。通電療法も全例をすべて治せるわけではないが、適切に施行できれば、何がしかの改善をもたらす。

精神科医師にかかったら、家族は医師を見極めることを忘れずに。きちんと治療してくれないと感じたときには要望をはっきり述べたほうがいい。

精神科のよいかかり方

うつになった高齢者は、気分が落ち込んで憂うつ、やる気が出なくてつらい、食欲がなくなったなどという症状が続く。このままでは、身体が衰え、弱ってしまう。精神科を受診しよう――そのとき、どういう対応をする精神科ならいいのか。望ましい診療を考えたい。必要な対応をしてくれないとき、医師へのお願いの仕方と、考えられる現状も付記した（原則、外来通院での対応を対象とした）。本人は自分のつらさでいっぱいいっぱいのときも多い。家族や周囲の人が冷静に見極めて対応してあげてほしい。もし、医師にお願いをしても聞き入れてもらえないような場合には、転院や他院でセカンドオピニオンを受けることも検討していいのである。

1．身体的問題のチェックをしてくれるか

まずは、「身体疾患によるうつ」ではないと確認してくれることだ。心の問題以前に、身体的不調があれば当然いつもの元気がなくなり、やる気も低下する。精神科医師であっても、一番に身体の問題を疑わなければならない。

過去の病気（既往症）を聴き取り、その後の経過、現在の調子を聴く。内服している薬もすべてわかってもらう必要がある。身体診療科から開始された薬によって、倦怠感や食欲低下が出ている可能性もある。たとえば、ある種の痛み止め（鎮痛薬）はときに眠気・倦怠感、食欲低下・吐き気をもよおす。

血液検査もしてもらう。一般的な項目に加えて、異常値でうつ状態を起こしやすい甲状腺ホルモンとカルシウム（副甲状腺機能亢進がないかみる）の検査が必要だ。

脳血管障害や脳腫瘍など脳の明らかな異常がないことの確認に、念のため頭部ＣＴ（または頭部ＭＲＩ）を撮ってもらう。

チェックをしてくれないとき　「身体のことも気になるので、血液検査などもしてくれませんか」とお願いする。

現状　身体疾患のチェックをしようとしない病院内精神科やクリニックがいぜんある。若年者がうつの状態になったときは、身体疾患によるものでなく精神的問題だろうと医師が考えても、大きな問題はなく正しいことが多い。しかし、高齢者は身体疾患である頻度が何倍にも上昇する。

２．症状だけでなく、きっかけを聴いてくれるか

医師はつい、「具合の悪いところ＝症状」だけを聴き、その症状に対して投薬し治そうとする。治ればそれでいいのでは、と思う人がいるかもしれないが、それはまったく適切な医療ではない。医師が注目しなくてはいけないのは、症状以上に症状の原因である。原因に対して治療することがまっとうな医療である。

たとえば内科で、高熱という症状を訴える患者に、症状を治そうと解熱剤を処方し熱が下がっても、治ったことにはならない。高熱の原因がみつけられていないからだ。肺炎なのか熱中症なのか腎盂腎炎（腎臓の炎症）なのか。原因をみつけ治療を施してこそ、本当の医療である。患者は一時的に熱が下がって楽になるが、その後高熱がぶり返して、もっと苦しむことになってしまう。

精神科ならなおさら、心の苦痛の原因を問うことは当然であろう。ところが、きっかけや経過はそっちのけの「症状に対する投薬治療」が現状少なくない。そういう精神科医師は、元気が出ないとか眠れないとかの症状ばかりを聴いて、「では、この薬を」と抗うつ薬や睡眠薬を処方して終了となる。精神科の正しい診察とはとても言えない。

どんなきっかけで憂うつになったのか、どういう理由でやる気を失くしたのか、食欲が落ちたのは何があったからか。その後、少しは持ち直したのか、どんどん悪化したのか。いまどのように思っているのか。それを聴いてもらう。

第1章で述べた通り、身体性うつならば、うつのきっかけや原因ははっきりしないことがほとんどで、話す中身は乏しくなるかもしれない。一方、心理性うつの場合は、欠かせない情報で、診療のテーマになるべき内容である。

原因を聴いてくれないとき　「うつになったきっかけがあるので、聴いてもらえませんか」と話を持ち出す。

現状　症状だけを聴いて、そのきっかけや理由を診察の話題にしようとしない精神科医師はまだまだ多い。症状に対して薬を処方、という診療態度に慣れてしまっているからである。悲しみの理由を聴いてもらえると思って受診した人は、精神科の診療に落胆・幻滅してしまう。

3．つらさは現実の悩みか、悩みと関係ないかを判断してくれるか

現実の悩みや出来事の悩みで苦しんでいるのか、悩みは薄れた（または思い当たらない）のにわけもわからずつらいのか、はとても重要な点だ。第1章で述べたように、前者なら「心理性うつ」で現実の悩みによる「心の変調」、後者なら「身体性うつ（＝うつ病）」で「原因不明の脳の変調」なのである。「身体性うつ」では、現実の悩みや出来事はうつの原因ではなく「誘因」に過ぎない。

高齢者では身体性うつがずっと多いが、その識別は精神科医師の重要な仕事である。治療が異なるからだ。

心理性うつなら、医師または臨床心理士（カウンセラー）がその悩みをしっかり聴き、必要なら助言や励ましをするのが治療の柱となる。一方、身体性うつは、いくら話を聴き生活の助言をしても根本治療にならない。脳の変調を治すには薬物療法が必須だ。「心の病気に薬なのか」という批判があるが、身体性うつは単なる「心の病気」ではなく、「脳の変調による心の病」なのである。

この区別もせずに「うつだから薬を」と言われたら、「なぜ面接治療ではなく薬なのか」の説明をぜひ求めたい。薬を処方することを、当然視する精神科医師がまだ多い。心理性うつでも投薬がされることが多いが、あくまで治療の補助としてであり、面接による対話（精神療法）もまた薬以上に重視されなければおかしい。

この区別を説明されないとき　「このつらさは悩みのせいですか、それとも悩みとは関係ないうつなのでしょうか」と問いかける。

現状　身体性と心理性を意識して分けようとしている精神科医師は少ない。とくにそれを説明してくれる医師はほとんどいない。「うつだから薬で治しましょう」という論理のみになりがちだ。

4. 薬をいきなり何種類も処方しないか

身体性うつとわかり薬をもらうとき、まずは一種類の抗うつ薬で十分である。一種類で半数以上の人は改善効果が現れる。

「心配性」すぎる医師がいる。患者から、憂うつだ、不安がいっぱいだ、食欲がない、眠れないと症状をいくつも訴えられると、そういう医師は症状に一つずつ対応する薬を出そうとする。抗うつ薬だけでなく、抗不安薬、睡眠薬、食欲増進薬と三、四種類が一気に処方されてしまうとしたら、まったく不適切だ。

症状はすべてうつから派生し、うつが治れば他もほぼ解決する。初回は原則抗うつ薬だけでいいはずである（どうしてもの場合、二種類まで）。錠数も、眠気、吐き気、口の渇き、便秘など副作用の可能性を考えれば、一錠からで十分だ。

医師が種類や錠数を最初から多く出すのは、早く治したいという心理からだろうか。

そうだとしたら、基本的な間違いがある。多種類出せばよく効くとは限らない。もし効いたとしても、どの薬が効いてどの薬は無効だったのかがわからない。副作用が出れば、どの薬のせいなのかも判別できない。薬は増えるほど、高齢者には副作用が出やすい。副作用でさらに苦しみを加えることは絶対に避けたい。

薬を何種類も出そうとされたら　「精神科の薬は初めてなので、まずは一種類から始めてもらえませんか」とお願いする。

現状　高齢者でとくに多剤併用が好ましくないことが近年は広まり、いきなり数種類もの薬を処方する精神科医師は少なくなっているが、まだあちこちに残存する。抗うつ薬を最初から二種類以上出したり、不眠に対して数種類の睡眠のための薬を処方したりする医師がいる。

5．無理に運動や外出をしなくていいことを保障してくれるか

かかりつけ医から「運動や外出をしないと余計に病気が悪くなる」と言われ、うつのためにそれができず余計に苦しむ人がいる。精神科医師のなかにすら、「うつは禁酒の

うえで運動をしてよく眠ればそのうち治る」などと指導をする人がいる。家族や友人も同じようについ言いがちだ。

高齢者には少ないが、心理性うつであったならば、少し無理しても運動や外出で気分転換をしたほうがいい、と言うのは正しい。ただし、圧倒的に多い身体性うつでは、無理して運動などすることは苦痛と疲れを増すばかりだ。身体性うつの治療に必要なのは、薬物療法と休養である。医師は「動こうという気持ちが出てくるまで、無理して運動や外出はしなくていい」と保障すべきなのだ。

服薬して治療が進み、回復の傾向が見え始めたら、そのときこそ運動や外出を励行すべきときだ。運動や外出は、身体性うつの急性期にではなく、回復期に行うべきことなのである。

ただ、終日ずっと横になってばかりでは筋力低下が進む。日中は極力起きて座っていること、一日何回か家のなかを少し歩くこと、五分でも体操をすること、は助言したい。

運動をするように指示されたら「無理して運動や外出をしたら、余計につらくなってしまいます」と真情を告げる。

現状　「うつには休養が重要」という意識は、精神科医師に染みついているので、無理して運動するよう勧める医師は非常に少ない。ただ、なかには、うつといえども軽い運動を毎日しないと、筋力低下して身体が虚弱になってしまうという思いから、運動を強調して指導する人もいる。それを強い勧めと受け取らないように注意したい。

6. 効果がないときは、薬剤増量・入院・通電療法を検討してくれるか

「身体性うつ」に対して抗うつ薬を飲んで一〜二週間で改善がみられないなら、薬の用量アップ（増量）が必要だ。それでも不変なら、抗うつ薬の種類を増やすことも検討されるべきだ。増量による改善をどのくらいの間なら耐えて待つことができるかへの気配りも重要だ。よくならないつらさ、生活上の我慢、家族の負担がどの程度であるのか、精神科医師は常に配慮する必要がある。

第1章で述べたように、同じ身体性うつでも薬が効きにくい型がある。イライラやそわそわ感が強く身の置きどころがなくなる焦燥型や、「とりかえしのつかない迷惑をかけた」とか「この病はもう治らない」と思い込んで苦しむ妄想の出る状態では、早期に

「次の一手」を打たないと希死念慮が強まって危険な行動に至る場合がある。

ある期間、薬を服用したのに改善の兆候がみえなければ、本人と家族の重い負担も考えて、入院治療、さらには入院後の通電療法も行わなければいけない。服薬開始や増量して一定期間は「効果が出るまで様子をみる」必要があるが、その期間の長さには限度がある。本人の病状とつらさの状況をみて、この治療でどこまで持ちこたえられるか、精神科医師が見極め、次の段階の治療を決断する必要がある。

薬を増やすことしかしてくれないとき

「効果が感じられずつらいので、入院と次の治療を考えてくれませんか」とお願いする。

現状 入院施設をもった病院内精神科、入院可能な病院と連携している精神科クリニックでは、本人と家族の要望に応じた入院の判断はおおむねスムーズだ。ときに、抗うつ薬を順次増量して症状を聴くばかりで、数ヵ月以上が経って本人や家族の負担が増えていても顧慮することがない医師がいる。

第3章　高齢者うつと認知症

高齢者うつに関連して、認知症がよく話題になる。ただし、序章「高齢者のうつに多い誤解」で述べたように、高齢者うつと認知症とは関連はあっても、まったく別のものである。高齢者に起こる病気ということで、この二つがごっちゃにされることがある。うつは認知症になると思い込まれていたり、認知症だからうつになるのだと間違って考えられたりすることがよくあるのである。これらの点を、本章では考える。

高齢者うつと認知症のつながりには、三つの重要なテーマがある。

1. 高齢者うつによる物忘れは「にせ認知症」
2. 認知症のうつは周囲のかかわり方で治る

3．高齢者うつは認知症に移行しやすいか

これを順番にみていきたい。

うつによる物忘れ——にせ認知症

うつ病、すなわち身体性うつでは、気分が落ち込み、意欲や興味がなくなるのと同時に、思考力の低下や緩慢化も起きる。精神科では、うつの症状として「思考制止」という用語がある。精神活動の「制止」の一つとして、思考が停滞することを指す言葉だ。第1章で述べた制止型をイメージしてもらえればと思う。

うつがある程度重症になれば、年代を問わず、何かをしっかり考えるということができなくなってしまう。軽症の若年者ですら、仕事の能率が悪くなったり、二つ以上のことを正確に覚えていられなくなったりする。高齢者であればなおさら、物忘れや勘違いが増えたり、これまで簡単にできていたことに時間がかかったりして、思考力や認知能力が低下する状態になってもまったく不思議ではない。これがよく、認知症と間違われる。

元気がなくなり、物覚えも悪くなった状態を、つい「認知症になった」と考えてしまう傾向が一般にある。高齢と認知症という二つの状態は、世の中ではすぐ結びつけられてしまう。実際は、認知症の多くは元気いっぱいなのがふつうだ。明るく元気に物忘れするのが一番多い認知症なのである（詳しくは次項）。

身体性うつで現れる認知機能低下は、認知症ではない。いわば「にせの認知症」である。精神科ではこれを、うつが呈する状態として「仮性認知症」「偽《ぎ》認知症」と呼ぶ。

重要なことは、これらの低下はもちろん、うつの改善とともにほぼ完全に回復するということである。つまり、もとに戻ることのできる可逆性の認知機能変化である。一方、認知症は現在、根治療法がなく治らない疾患で、もとに戻ることはない、つまり不可逆性の変化が起きている。万一うつの認知機能低下を医師が認知症だと誤って診断してしまうと、治せる病気を治せない病気と考えてしまうことになり、場合によってはその人は一生治る機会を失うことになりかねない。

医師にとっての落とし穴は、認知症かどうかを判定する質問形式のスクリーニング検査を行うと、どちらの認知機能低下であっても、「認知症」と判定されてしまうことだ。高齢者のうつをよく知らない未熟な検査者（医師を含めて）は、検査結果の数値だけで「認知症」と診断する愚をおかしてしまう危険がある。認知症かどうかを調べる代表的な認知症スクリーニング検査である改訂長谷川式簡易知能評価スケール（ＨＤＳ－Ｒ）には、三〇点満点で二〇点以下なら認知症を疑うという基準がある。ところが、認知症ではない高齢者うつの人でも、意欲や思考力の低下によって一五点や一〇点という低得点が出ることは珍しくない。そのまま基準に当てはめれば、認知症という判定になってしまうのである。もちろん、あってはならない間違いである。

これは、ＨＤＳ－Ｒに限ったことではない。他のスクリーニング検査や認知機能検査でも同じであるし、世の中に流布している「認知症チェックリスト」などもすべて当てにならないということである。たとえ物忘れが目立っていても、生気を失って元気なくつらそうな高齢者をみたら、まず疑うのはうつであって、認知症ではない。

もう一つの落とし穴は、脳の画像所見である。ＣＴやＭＲＩで脳が萎縮しているのをみて、認知症だと判断する医師がいる。脳の形状をみる画像所見で認知症の診断はできない。老化による脳萎縮の程度は個人差があまりに大きいからである。萎縮がほとんどなくても認知症の人もいるし、萎縮が目立っても記憶にも生活にもまったく問題がない人もいる。

きわめて残念なことに、医師が現実に認知症だと誤診していることがある。前述のように、治る機会を奪うという意味で、これは決して許されないことである。

これには二つの場合がある。

一つは、高齢者うつの可能性も考えず、認知症スクリーニング検査の数値を単純に信じ込んでしまう場合である。高齢者うつへの医師の認識不足、思慮不足からくるものだ。うつのことを知っている精神科医師では少なく、うつを専門としない一般のかかりつけ医に起こりやすい。

もう一つは、精神科医師が高齢者うつと診断しておきながら、治療を十分に尽くさず、「うつがよくならないのは認知症だから」と決めつける場合である。たしかに、一部の認知症では併発したうつの治療が難航することがあるが、一般的に言えることではない。高齢者うつの治療が不適切なために改善していないことを、認知症のせいにしているところがあり、医師の基本姿勢と信条の問題である。ある意味、前者より罪が重い。
認知症と間違われてしまった具体的な例を次に紹介する。

〔症例〕「認知症」と誤診され抗うつ薬で回復した例（七〇代女性・主婦）

夫と娘一家と暮らしていた七〇代後半の女性は、これまで目立った病気もしたことがなかった。あるとき、買い物で外出中に階段を踏み外し、捻挫をして一週間ほど歩けず家のなかで過ごした。捻挫はよくなり、痛みなく歩行できるようになったが、活気なく笑顔がなくなり、日課の散歩や買い物にも「調子が悪い」と行かなくなった。それまで間違ったことのないゴミ出しの日を勘違いして用意したり、買い物で同じものを続けて買ってきたり、家族と話したことを翌日に覚えていなかったりすることが多くなった。心配した家族とともに、かかりつけの内科に受診した。

医師はHDS－Rを施行し、一四点（三〇点満点）だった。頭部CTでも軽度萎縮があったことから、「アルツハイマー型認知症」と診断され、抗認知症薬が処方された。介護保険を申請して、デイサービスに行くように促された。

服薬を継続したが、物忘れや活気のなさに変化はなく、週二回のデイサービスも楽しむ様子はなかった。食欲も落ち、少しずつ体重が減少した。内科では、「認知症と年齢のせい」と言われた。一年で一〇kg体重が落ち、すでにあった眠りづらさが余計に強まり、二時間ほどしか眠れなくなった。夜起きてごそごそするのを家族は「徘徊」と感じ、不眠と徘徊の相談に私の精神科外来を受診した。

私は、生気のない本人の姿から身体性うつの可能性も考え、睡眠薬が余計に認知機能を下げる危険があることから、睡眠薬ではなく睡眠効果の強い抗うつ薬を処方した。すると、その日から眠れるようになり、一週間後には食欲が増した。一〇日ほどすると、買い物に行くとみずから言い、間違えることなく食材を買ってこられた。活気も上昇し、物忘れも減ってしっかりしたように家族には感じられた。一ヵ月後、外来を再診し、HDS－Rを施行したところ、二八点と満点（三〇点）に近い高得点であった。「先生の薬で認知症が治った」と本人と家族は喜んだ。私は言った。「認知症ではありません。うつだったから薬が効いたのです」。

コメント　捻挫という軽いけがを誘因に発症した身体性うつであったのに、かかりつけ医はHDS－Rの低得点を過信して認知症と誤診してしまった。不眠と徘徊対策で服用した抗うつ薬のうつに対する効果によってうつ状態が改善したことで、認知機能低下も完全になくなったのである。もちろん夜の行動も徘徊と呼べるものではないし、服用した抗認知症薬も不要だったのである。間違った診断で、女性は一年間、うつの不調に苦しんだ。精神科で抗うつ薬が処方されることがなければ、ずっと認知症と信じ込まれていたかもしれない。

〔症例〕今後認知症になると診断されたあと、回復した例（八〇代女性・自営業）

八〇代の女性は二〇年来、同年代の夫とともに小さな店で小売り業を営んでいた。長女が同居し、家事全般も自分で行っていた。長男一家は隣県に棲んでいた。高血圧と高脂血症で服薬していたが、物忘れなどを周囲から指摘されたことはなかった。あるとき、販売品が「希望したものと違った」と客から返品を求められ、希望品はすぐ在庫がみつかってもめることなく交換した。そのあとから、思いつめたように「私が間違えたのが悪かった」「もう取り返しがつかない」と言い出した。客の苦情もないし大丈夫だと長女が言っても、落ち着きなく歩き回り、「店がつぶれてしまう」と言う。食事量も減り、店の仕事も手につかず、一週間経っても変わらなかった。長男が心配して訪ねると、「夫が死んだ」と言い、現実の夫を前に「この人は別人だ」と言う。

状態が変わらないため、二週間後、総合病院の精神科を受診した。女性は「夫は死んだ」「店も家も破産してなくなった」と、深刻な顔で語った。ＭＲＩで軽度の萎縮は認められたが、顕著なものではなかった。妄想を伴う重いうつ状態であると説明し、入院治療を勧める医師に「私は病気じゃない。罪をおかしたんです」と答えた。

入院後、抗うつ薬による治療が開始され、数種類を併用の形で投与されたが、三ヵ月経ってもうつ状態と妄想は改善がみられなかった。認知機能障害も疑われ、ＨＤＳ－Ｒは八点（三〇点満点）の低得点であった。医師から「十分治療してもうつは改善しない。こういう高齢者のうつは認知症に進行することが多く、今後認知症になる可能性が高い」と認知症専門病院か施設への入所を勧められた。家族は納得できず、退院後、別の総合病院の私の精神科外来を受診された。

重症の典型的な高齢者うつであり、入院とした。前の病院で使われていなかった古典的な抗うつ薬の用量を徐々に増加すると、次第に状態は改善に向かった。活気が回復し、妄想も消失した。二ヵ月後に自宅へ退院となった。退院直前に検査したHDS－Rは三〇点満点であった。

コメント　身体性うつの焦燥型で罪業妄想を初期から示すタイプ（第1章参照）の例である。ほぼ典型的なうつ症状であり、どんな精神科医師でも身体性うつと診断する。一ヵ所目の総合病院での入院で改善しなかったのは、十分な薬物治療が行われなかったためであるとしか考えられない。病院は認知症を理由にしているが、HDS－Rの低得点はうつ状態による「にせ認知症」であることは明らかであり、認知症の兆候はまったくみられない。「高齢者のうつは認知症に進行することが多い」というのも、研究による一般的事実としてはたしか（次々項で詳述）であるが、この女性がそれにあたるかどうかは、個別に判断すべきことで一般論で評価することではない。それを理由にうつの治療を中断することなど、医学的、倫理的に許されないことだ。二ヵ所目の入院で本当に必要な治療が行われたことによって、女性は本来の姿を回復できたのである。

認知症のうつは周囲のかかわり方で治る

認知症になると元気がなくなる、と一般の多くの人は当然のように思っているふしがある。活気がなくぼんやりした様子で口数も少なくなってきた高齢者をみたら、ボケたのではと感じる人がどうも多い。たしかに認知症のなかには、症状として無気力（アパシー）という状態が出るものがあるが、これは認知症のごく一部である。認知症の人には元気がないという見方は、正しくない。発症して八〜一〇年以上を経過したような重症の人を別として、認知症の大半は、良好な環境で暮らしている限り、元気で明るくよくしゃべり笑顔が目立つ人たちである。「元気で明るく物忘れをする」が、大半の認知症の人の典型的な姿なのだ。高齢者が活気なくぼんやりする様子をみせるようになったら、疑わなくてはいけないのは、まず身体的な病気であり、その次にうつである。

認知症とは、それまで正常だった認知機能が、何らかの脳の障害によって低下し、もとに戻らず（通常は症状が進行）、生活に支障を生じる病気の総称である。脳の障害でない場合や、途中でもとの認知機能に戻るものは、認知症とは呼ばない。近年は、身体や別の脳の疾患などによって一時的に悪化しただけの回復可能な認知機能低下まで認知症と呼ぶ傾向があるが、これは本来の用い方ではない。

認知症のなかで一番多く、全体の六〜七割を占めるのはアルツハイマー病（アルツハイマー型認知症）である。アルツハイマー病で起こる障害で代表的なものは、最近のことを覚えられない（近時記憶障害）、段取りよく仕事や家事をできない（実行機能障害）、着替えが苦手になる（着衣失行）などである。さらに進むと、どこにいるかわからない（空間見当識障害）、近しい人の顔がわからない（人物の見当識障害）なども現れるが、うつの障害、つまり気分が落ち込み、やる気がなくなるといった障害はアルツハイマー病の基本的症状のなかにはない。

にもかかわらず、医学界には不思議な常識がある。アルツハイマー病の高齢者にはうつ病が多い、という研究結果が当然の事実のように言われているのだ。一般高齢者のうつの頻度は高齢者全体の二〜三％だが、アルツハイマー病では二〇〜二五％もの人にうつが生じるとする結果が定説になっているのである。これに従うと、一般高齢者の一〇倍前後がうつになる計算で、アルツハイマー病の四〜五人に一人がうつになるということになる。

このときの「うつ」は、本書で話してきた身体性うつでも心理性うつでもない、特別な「うつ」である。それは、いまや世界の標準となっているアメリカ精神医学会の診断基準（DSM）の「大《だい》うつ病性障害」のことを指している。世界のうつに関する研究は、ほぼすべてDSM基準をもとに行われているのだ。詳細は第4章で述べるが、DSMでは、その人のうつの症状を数え上げて一定数がそろうだけで診断できる。すなわち、なぜうつになるかという原因は関係なく、憂うつな気分、好きなことを楽しめない、元気なくじっとしている、食欲がない、などの症状があれば、うつ＝大うつ病性障害と診断できることになっているのである。そうやって研究した結果だけをみると、アルツハイマー病という病気になること自体がうつを生み出しているかのような印象を与える。実際、アルツハイマー病の脳のどこかにうつの原因があるはずだと考えて、どの部分が要因なのかを調べる医学研究も行われている（一致した結果は得られていない）。

しかし、研究結果の数字には重大な欠点があると言わざるをえない。それは、いま述べたDSMの診断を使う限り、どうしてうつになるかという原因を問わずに数え上げられているということである。うつになったのには何か原因があるのではないか。何らかの影響があってうつになったのではないか。まずそう考えるのは、ごく自然なことである。むしろ、原因を考えもせず、うつという状態だけをみて、アルツハイマー病にうつが多いと言うことのほうがどこかおかしい。

もしその原因がはっきりしないのなら、身体性うつ、つまり従来のうつ病である可能性が高くなる。うつになる原因があって、それを苦にして悩んでいるなら、心理性うつである。第1章で述べたように、両者は適切な治療が異なるので、はっきり区別する意味がある。医学研究は、その区別をせずに、アルツハイマー病にうつが多いという結果を出し、その数字が独り歩きしているのである。大事なことは、その数字にはない。

問題はアルツハイマー病の人の「環境」にある。この項の冒頭で次のように書いた。「認知症の大半は、良好な環境に暮らしている限り、元気で明るくよくしゃべり笑顔」。「良好な環境」という前提が崩れれば、元気や笑顔もどこかにいってしまう。すなわち、うつになってもおかしくないのである。「良好の環境」でもっとも重要なのは、何といっても周囲の人とのかかわりである。

認知症は「孤独になる病」と言われる。自分の物忘れを感じて自分がなくなっていくと苦しむ人もいるが、それより圧倒的に多くの人に苦しみを与えるのは、孤独感と寄る辺なさであろう。アルツハイマー病では記憶や実行機能は障害されるが、感情や対人配慮の気持ちなどは、（よほど進行して重症になるまでは）正常である。孤独感や不安が持続すれば感情は乱れ傷ついて、うつ状態になる可能性が高い。周囲の人との関係によって生じる心理性うつだといえる。

認知症になると、本人がそれまでと違う認知能力の変化にみずから気づき、不安になる。そこへ、物忘れやうまくできないことを家族ら他人から「昨日言ったでしょ」「どうしたの?」などと指摘されるようになり、大きく動揺する。「また失敗するのでは」「自分はどうしてしまったのか」と不安も増大する。これまでしていたことに自信がもてず、人の輪のなかに出て行きたくなくなり、楽しんでいた趣味をするにも気後れしてしまう。それをまた家族に指摘され、注意される。取り繕ったり、理由をつけたりして反論するが、家族には言い訳や言い逃れと受け取られてしまう。間違いや変化を指摘され注意されることが続くと、次第に家族に反発心さえ湧いてくる。なぜそういう言い方をされなければならないのか。どうして私のことをないがしろにするのか。そんな思いが去来するなか、本人はなんとか自尊心や自信を保とうと必死になっている。周囲にはその思いはほとんど気づかれない。

認知症の人への理解は以前に比べて進んできているが、まだまだ家族は変化した本人の心情を理解することができない。病院やメモリークリニックを受診して、認知症の診断がつくことで、「治らない病気」と理解した家族ならば本来、本人の心情を理解していたわりの気持ちで接することができるはずであるが、そうならない例も多い。「ボケて何もわかっていない」「何も感じてない」と思い込んでしまう家族もいる。

本人はいたたまれず、身をすくめて過ごすことになる。趣味や日課をしなくなり、家に引きこもりがちになり、無気力にみえ、食欲も低下する。うつといえる状態が生じてくる。息が苦しいとか手足がしびれるなど、心因性の身体症状が生じることもある。家庭内でも地域社会でも役割と居場所を失い、自尊心や自己肯定感（自分が認められているという思い）は大きく揺らぐ。家族との葛藤が目立つようになると、何の役にも立てないという気持ちから「死んだほうがまし」という言葉が出ることもある。

これは、しかし、うつ病（身体性うつ）ではない。周囲の理解不足と本人を傷つける対応という環境によって生じた心理性うつである。改善のためには、周囲が本人への批判をやめ、「いまのままでいい」「忘れてもできなくてもいい」と認めて援助の態勢をとり、本人に対人交流の場と何らかの満足や役割をもってもらうことである。精神科診療でも、大事なのは本人を認める精神療法（対話）であり、薬が役に立つことは少ない。

アルツハイマー病の人は一般の高齢者よりうつになりやすい、という研究は、このような認知症の人の心情をまったく考えに入れずになされている。アルツハイマー病がうつになりやすいのではなく、その人にかかわる人たちが、本人の心情を理解できないために、本人を追い込んで心理性うつにしてしまっているのである。アルツハイマー病になったのは、年齢を重ねたことによって生じただけのことであり、本人が負うべき責は何もない。誰もが、年齢を重ねるほどに認知症になる可能性が十分あるのである。心理性うつの人を増やさないためにも、認知症の人の心情を理解することは、超高齢社会に生きる人々の責任である。

〔症例〕家族の無理解でうつ状態が続いた例（七〇代女性・主婦）

七〇代女性が物忘れを主訴に夫に伴われて受診された。夫は会社員として四〇年勤務後に定年退職。二子は結婚し、別に世帯をもっている。女性は専業主婦で、夫は家事をしたことがない。

診察時、活気なくうつむき、会話が進まない。途切れ途切れに「楽しいことは何もない」「食欲もない」「夜眠れない」と暗い表情で話す。夫に話を聴くと、「言ったことをすぐ忘れる。同じことを何度も言うし、料理も雑になった。家のことをきちんとやれと言ってもやらない」と憮然とした態度で語る。本人はうつむいたままだった。

私は「ご本人も一所懸命やろうとされているのでは。うまくできなくて悩んでおられる」と話すと、夫は「悩んでなんかいませんよ。ボケて何もわかってないんだから」と言い放つ。私がそういう言い方はやめてくださいと注意すると、女性は「いつもこう。私は責められてばかり。毎日つらい」と泣き出した。

女性はＨＤＳ－Ｒ二四点（三〇点満点）の軽度障害レベル。頭部ＣＴではごく軽度の萎縮のみで、血液検査に異常なく、アルツハイマー病初期と診断できた。女性に席を外してもらい、私は夫にアルツハイマー病という誰でもがかかりうる「治らない障害」について説明し、自信を失くし心が乱れやすい病気であるうえに、夫の態度によって無力感と不安が高まっていること、指摘や叱責をせず助け支える姿勢で家事も協力してほしいと要望した。夫は納得できない様子であった。

二週間ごとの受診のたびに、夫には同様の話をし、現状を受け入れ、女性の努力を認めて助けてあげてほしいと話した。徐々に夫の態度が変わり、診察の場でも「すぐ忘れる」などと失敗を指摘することはなくなった。二ヵ月経つと、女性は泣くことがなくなり、「少し気持ちが楽になった」と笑顔が出るようになり、うつは解消していった。

コメント　物忘れや家事のミスを夫が指摘し叱責していたことにより、心理性うつが出現していた例。「ボケて何もわかってない」と誤った決めつけをしていた夫が、女性の心情と努力を理解する方向に向かったことで、うつ状態は改善した。認知症によってうつになったのではなく、夫の対応が理不尽で不適切だったのである。

これは家族の態度が極端な例であるが、この夫と基本的に同様の接し方をついついしてしまう家族は多い。その際しばしばみられるのは、「本人は何もわかって（感じて）

いない」という思い込みだ。忘れることや注意されることに、本人がとてもつらい思いをしているという想像力や共感がなかなかもてないのである。その結果、本人は傷ついてうつ状態になってしまう。ときにはイライラから荒っぽい言葉が出たり、外へ出て行ったりする言動がみられることもある。それもまた認知症のせいではなく、周囲の好ましくない対応のせいなのである。

高齢者うつは認知症に移行するか

高齢者うつは認知症になる危険因子である、というのが精神医学では定説になっている。危険因子というのは、将来的にある疾患になりやすくなる要因のことである。つまり、うつになったことのある高齢者は、その後認知症になりやすいという見方である。この事実を示す多くの研究論文が世界にあり、そのうち信頼度の高い論文によれば、うつにかかったことのある人は、そうでない人に比べて二倍、アルツハイマー病になりやすい、つまりアルツハイマー病になる人が二倍多いことがわかっている。

このような研究が進むことは医学の進歩の一つである。しかし、アルツハイマー病などの認知症になりやすい傾向があるということと、実際に認知症になることはまったく別である。現実のうつ診療において重要なことは、認知症への移行リスクは高いとはいえ、すべてのうつの高齢者が認知症になるわけではない、ということだ。一人ひとりのうつの人は、現在のうつに苦しんでいる。将来認知症になろうがなるまいが、その個別の目の前の患者さんを十分治療することこそ医師の役目である。

ちなみに、アルツハイマー病になる原因はいまだ解明されていない。したがって、根治療法はなく、たしかな予防法もない。うつになった高齢者はその後認知症になる危険が高いとわかっていても、認知症になることを予防する手立てはない。うつにならなければ認知症になる危険も減るが、うつが起きないようにする方策もない。高齢者の大半を占める身体性うつは脳の変調であるが、やはり原因はわかっていない病気だからである。ただし、アルツハイマー病と大きく異なることは、うつは治せるということである。

一般の高齢者の側からすれば、うつになるだけでもいやなのに、認知症にもなりやすくなるなんて、うつには余計なりたくない、と思われるかもしれない。しかし、うつになっても、その人が認知症になるかどうかは決まっていない。あるいは、うつにならなかったとしても、それとは関係なく、いつ認知症になってもおかしくない（アルツハイマー病の最大の危険因子は加齢、つまり歳をとることである）。誰もが年齢とともになる危険のある認知症に、将来自分がなるかどうかを心配しても無駄なだけである。認知症になろうとなるまいと、もしうつになったとしたら、やれる最大のことは、そのうつを治して元気になることしかない。

診療する側にとっても、目の前のその人のうつに十分治療を尽くし回復させることこそ、一番大切な責務である。その治療に、将来認知症になるかどうかなどは、原則関係はない。ところが、認知症の危険因子であるとの認識が浸透した頃から、「うつ軽視」ともいえる現象が、精神科医療にみられるようになった。症状をうつとみようとせず、認知機能低下の徴候などから認知症への移行段階と考えて、うつの治療をゆるがせにするような治療態度である。これは間違った姿勢として見過ごせない。

それが端的に現れた例が、本章の「うつによる物忘れ──にせ認知症」の最後に紹介した八〇代女性の例（一二〇頁参照）である。総合病院精神科でうつ病として入院治療が行われたが改善せず、うつ状態による認知機能低下が顕著にみられていた。医師が言ったという「(こういう）うつは認知症に移行しやすい」は、医学的一般論としては正しいかもしれないが、個別のその女性患者にそのまま当てはめられることでは決してない。女性は典型的な高齢者うつであり、十分な治療をされていなかったのである。「今後は認知症の治療を」などという方針転換は、うつ治療の放棄であり許されない。不十分な治療しかできなかった医師の未熟さを覆い隠すための、不誠実な言い逃れでしかない。

高齢者を診る医師が、日々作り出される新たな医学研究の結果を勉強するのは重要なことであろう。しかしそれは、高齢者の精神科で重要な疾患であるうつの人の症状や苦悶に向き合い、可能な治療を尽くすことが前提でなければ、何の実りももたらさない。

第4章　うつをめぐる精神科診療の混乱

精神科診療の領域では、高齢者に限らずすべての年代において、うつの見方と考え方に現在もいくつかの立場があり、統一されていない実情がある。うつをめぐる「混乱」と呼んでも差し支えない。過去にも多少の混乱はあったが、現在ほどではなかったのではないだろうか。

第1章では、高齢者のうつには三つあると示して、話を進めた。ばらばらになったうつの見方を私の信じる形に整理したかったからである。「身体性」「心理性」という言葉は、私が考案した用語であるが、当てずっぽうに作ったわけではない。それらに相当する用語が、過去にもあった。いまはほとんど使われなくなり、すたれてしまった専門的な用語であるが、その意味する中身と用語の働きには重要な意義があった。「身体性」と「心理性」にそれぞれ相当する、「内因性」と「神経症性」という用語である。二つの用語がたどった二〇年あまりを振り返り、より適切なうつの見方を考えたい。

うつの二分論――内因性と神経症性

うつという病的な状態は、性質から二つに分けられる、という議論、うつの二分論という考え方が以前からあった。うつを、内因性と神経症性の二つに分けて扱う見方である。それに対して、うつの性質は一つだけだとする単一論も同時にあった。なお、二分論と単一論はともに前提として、第1章でも解説した身体疾患によって直接起こるうつ――器質性うつと呼ばれる――は最初から含めていない。身体的原因がはっきりしたうつなので、それは身体疾患の症状というべきものであり、精神疾患としてうつとは呼べないからである。また、いずれであっても軽症の人と重症の人がいるのは変わりない。二分論は、症状の軽さ重さではなく、うつの本質的な性質には二つあると主張したのである。

うつ二分論

うつの病状を、内因性と神経症性に分ける考え方である。二つを識別し、別のうつとしてみて、対応する。それぞれに合った適切な対応の仕方、正しい治療があり、両者は大きく違うと考える。

・内因性うつ＝「身体性うつ」

かつて言われた内因性うつとは、本書で「身体性」と呼んだ性質のうつである。原因不明の脳の働きの不調で起こり、発症のきっかけ（誘因）はあるときもないときもある。喜ばしい事態になってもうつが改善することはなく、つらくなるのは気持ちだけにとどまらず、身体のいろんな場所に不調と苦痛が生じる。このうつは、日常では体験したことのない気分の落ち込みが現れ、言いようのないつらさを感じる状態になる。

治療法は以前から確立されていた。古典的な（三環系と呼ばれる）抗うつ薬がよく効き、重症例には通電療法が著明な効果を発揮した。薬だけでは効果の乏しい無言・無動状態になる昏迷の例や妄想がさかんな例、また自殺の危険が切迫している例にも、通電療法はときに劇的な効果を示すことが知られていた。

「うつ（病）の人を励ましてはいけない」と常識のようによく言われる精神科での決まりごとは、内因性うつの人だけを対象にした言葉である。激励することが、患者の自責感や絶望感を強めて逆効果だというのが理由だった。神経症性うつにはこの言葉は当たらず、「元気出して」「しっかりしなきゃ」と励ますことが大きな効果を生むことがある。ただし、第1章でも述べたように、内因性うつでも激励がすべて有害というわけではない。

・神経症性うつ＝「心理性うつ」

本書で「心理性」とした、かつての神経症性うつは、周囲の環境、つまり仕事の負担や経済的困難、対人関係のこじれ、つらい知らせ、長引く身体的な病など、自分にかかわる好ましくない事柄や環境に関連して発生するうつのことである。内因性が日常の気分とは質的にかけ離れたうつのつらい体験であるのに対して、この神経症性は、ひどい落ち込みや大きな悲しみであっても、日常の気分と本質的に変わらない延長線上にある。

本人の性格も関係することが多かった。小心で気が弱い、ストレス耐性が低い、何にでも欲求水準が高いなどの性格の人は、おそらく神経症性うつになりやすい。

神経症という用語は、周囲の環境からの不快な刺激（ストレス）で生じた不安に反応して、心身に不都合（＝症状）が出現する状態を指す。症状をもたらす不快な刺激を「心因」とも呼んだ。特有の性格または人格（パーソナリティ）の影響を重視する考え方もある。神経症性うつという呼び方以外にも、反応性うつ、心因性うつ、環境（ストレス）因性うつ、性格因性うつ、といくつかの名前で呼ばれていた。

治療は、内因性とは大きく異なり、抗うつ薬は通常効きにくく、心理カウンセリングや精神療法にこそ効果がある。ただ、原因となった現実をどうしようもなく、苦悩が続く場合、第1章でも触れたように、セロトニン系抗うつ薬が現実へのとらわれを減らす作用から、対症療法としてつらさを軽減させることはある。それでも補助的な治療として用いることに変わりはない。

治療で明確に違いがあるのは、通電療法がまったく効かないということである。通電療法が効くかどうかで、内因性と神経症性を分けられるという議論も、ある時期には優勢だった。たとえば、悲しい出来事が原因でうつになった人に通電療法を行っても、悲しい出来事が変わるか受容できるかしない限り、改善に向かうことはない。効果の差は、現実の原因が明らかな「心の病」といえる神経症性と、原因の明確でない「脳の病」内因性の違いからくるものと考えられる。

うつ単一論

うつには、軽症か重症かの違いはあるが、質的な違いはなく一つのものだと考えるのが、この単一論である。二分論がいう内因性も神経症性も、外見的な症状をみる限りでは、違いはわからないことが多い。外見ばかりか本質的にも違いはないというのが、この立場である。

うつの原因がはっきりあるかどうかという点について、内因性にあたる人には、神経症性のような原因となる現実的な出来事がみつからないことが多い。単一論でも、その点に違いがあることは認めながら、それはうつ症状の性質とは無関係だと主張する。重要なのは症状から判断される軽症か重症かの違いのみであり、二分論との対比でいえば、軽症＝神経症性、重症＝内因性と対応させられると考えた。つまり、神経症性か内因性かという区別などはなく、軽症と重症がそうみえているだけだという見方である。

二分論が有力な識別法とした通電療法についても、重症の人が対象になる治療法であり、内因性の人に限って有効とする理由はないとする。もちろん二分論の立場からすれば、「神経症性でも重症の人がおり、内因性で軽症の人もいる」「重症だからといって、内因性以外に通電療法が効くわけではない」という反論がある。

二分論から単一論へ――世界の潮流

日本では二〇〇〇年代始めまで、患者の年齢を問わず、うつが神経症性か内因性かを分けて治療することが精神科で一般的に行われていた。精神科医師が参照する教科書にも明示され、二分論が常識的治療態度であった。これには、同様に二分論で、過去に日本が多くを学んできたドイツ精神医学の影響が大きいと思われる。ドイツ以外の国では、英国はかつて二分論か単一論かの論争が活発で、時代によって優勢が入れ替わった。アメリカでは一貫して単一論が主流をなした（後述するように、このアメリカの流れは世界を席巻するようになる）。

二分論が精神医学の常識であった日本では、神経症性うつの人には面接に時間をかけ、薬は少量にして重きを置かない。内因性うつなら抗うつ薬治療に力を入れ、通電療法も考慮し、面接は重視しないという方針で治療にあたった。当時、精神科医師はベテランも駆け出しも、うつの人を担当したら、神経症性か内因性かをまず判別することは欠かせない重要な診療技術だった。医師は、病状経過と生活状況の聴取を主とする面接によって、それを判断した。どちらであるか迷う例にも出会うことは珍しくなかったが、どちらかに決めたうえで治療を行った。ときには、数ヵ月以上治療を進めたあとに、判断を間違えていたと思い直して診断を変え、治療方針が変更されるということもあった。線引きに明瞭な基準がないあいまいさがあることは否定できないが、二つに分けて治療することのメリットはたしかにあった。

一九八〇年に、世界の精神科医療にとって大きな動きがアメリカで起きた。

アメリカ精神医学会の精神疾患診断基準（ＤＳＭ：Diagnosis and Statistical Manual of

Mental Disorders ＝精神疾患の診断・統計マニュアル）は、うつについてそれまで、内因性にあたる「躁うつ病」と神経症性にあたる「抑うつ神経症（＝神経症性うつの別名）」とに分けており、形式的には二分論の形をとっていた（実質的にはアメリカが単一論であったことは前述の通り）。これが改訂され、神経症という用語がほぼ廃止されたのである。DSMでは、なぜうつになるのかという原因や理論を問わないことを方針とし、憂うつ感や気力低下など症状の数さえそろえば診断できるようになった。それまでアメリカの精神医学を支配していた理論的考え方――自尊心や攻撃性などの動き、不安から無意識に心を守る働きが精神疾患の要因だとする「精神力動論」や「精神分析学」――をより明快な基準に変革しようという医学会の意図が働いたのである。

その結果、DSMにうつを表す「大《だい》うつ病性障害」という診断名の枠が初めて設けられた。本人の話を聴き（診察し）、一定数以上の症状を認めることができれば、それで診断できる操作的診断という画期的な方法であった。それまで「抑うつ神経症」だったものの一部を含め、多くのうつがこの診断名に加えられることになった。この方針はその後も維持され、名実ともにうつ単一論がアメリカの精神医学界に浸透した。同時にD

SMは、アメリカにとどまらず、ドイツや英国などヨーロッパでも受け入れられて標準的な診断基準となって世界に広まり、現在に至る。「神経症性」「内因性」という用語はどんどんすたれ、うつ単一論が「世界標準」になったのである。

単一論の波が日本にも——うつ急増を招く

日本にも大学病院を中心にアメリカの診断基準DSMは広がり始めていたが、二〇〇〇年始めまではその影響が顕著に現れてはいなかった。うつの患者を診れば、年齢を問わず、内因性か神経症性かを識別し、それによって治療は薬中心か精神療法中心かを分けて行うというやり方はまだ当然視されていた。

それが大きく変わり始めるきっかけは、一九九九年と二〇〇〇年の新たな抗うつ薬の発売であった。それまでの抗うつ薬とは効く作用が異なる、副作用が少ない新しいタイプの抗うつ薬（SSRI：選択的セロトニン再取り込み阻害薬）だ。一般の薬局で市販される薬ではなく、医師の処方箋が必要な薬である。

この時期から、「ＳＳＲＩ現象」とものちに呼ばれる、精神科診療の激しい変化が起きる。それまで四〇万人あまりで推移していた「うつ病」（躁うつ病を含む）の患者数が急増に転じたのである。二〇〇二年には七〇万人、二〇〇五年に九〇万人と倍増し、二〇〇八年にはついに一〇〇万人を超えた（厚労省「患者調査」による）。一〇年足らずの間に二・五倍に増えたことになる。なぜこのように急増したのか。うつは感染症のように大流行をするような病気ではないので、よほどのことがなければ何倍もの増加を示すことはありえないはずである（二〇一七年には一二七万人になっている）。

「うつ病」患者数の計上は、医師の診断名をもとになされている。したがって、急増には二つの段階が必要になるはずだ。最初の段階は、うつで精神科を訪れる人が急激に増えること。そのうえで次の段階は、精神科医師がその人たちにうつという診断をつけることである。うつを訴えていくら多くの患者が精神科に押しかけても、医師がうつと診断しなければ患者数は増えることにはならない。この二段階が同時に顕著に進んだことが、激増を招いたのは間違いがない。

まず、最初の段階。どこから急増患者がやってきたのか。一〇年間にわたり、新たなうつがどんどん生まれてきたと考えるには無理がある。経済の大暴落とか大きな災害といった社会の大変動などがもし起きていれば、それによって新たなうつが続出したという可能性もあるかもしれない。しかし、この時代、その形跡はない。とすれば、新たに生まれてきたのではなく、掘り起こされたという表現がより正確ではないだろうか。おそらくは、それまで多少気分の落ち込みややる気のなさを感じても精神科など行かなかった人たちが、どんどん受診するようになったのである。軽いうつの人たちの受診意識と行動が大きく変わったのだと考えられる。

急増した軽いうつの人たちは神経症うつ（＝心理性うつ）が多くを占めていたはずだ。神経症性うつは、日常の悲しさやつらさの延長にあるうつであり、必然的に軽症が多くなる。それに比して、内因性うつ（＝身体性うつ）は、軽症もいるが入院の検討を要する重症化や重症例が珍しくない。うつ患者数が激増した時期、うつの精神科入院数はほとんど増えていない（厚労省「患者調査」による）ことからも、増えた主体は内因性うつではなかったことがわかる。

急増をもたらした次の段階、精神科医師の診断行動はどうだったのか。大挙して押し寄せた軽症の神経症性うつに対し、医師は「うつ病」と診断したのである。神経症性うつはそれまで「うつ病」ではなく、治療も精神療法が中心であり、抗うつ薬の主な対象でもなかった。第1章で述べたように、以前は「うつ病」といえば内因性うつのことだけを指した。SSRIという抗うつ薬が発売される前まで「うつ病」とされていなかった神経症性うつに、精神科医師は「うつ病」としてSSRIを処方するという挙に出た。それが、「うつ病」(とSSRI処方)の急増という結果につながったのである。

受診患者と精神科医師、両者にそれまでの行動を大きく変容させた背景は、何だったのか。

大きな役割を果たしたのが、新たな抗うつ薬であるSSRI宣伝のための大規模なうつ啓発活動、同時にその活動に用いられた「うつは心の風邪」という啓発フレーズの作用である。それまでうつは、統合失調症と並ぶ精神科の二大疾患であり、主に精神科病院の通院・入院で扱う病気だった。それを、誰もに身近な病気として啓発活動が行われたのである。「うつは心の風邪」のかけ声は、その象徴的なフレーズであった。

(風邪にかかるように)うつは誰でもかかる病気。

（風邪のように）軽症である。
（風邪で受診するように）気軽に精神科にかかればいい。
（風邪薬を飲むように）ＳＳＲＩを飲めば早く治る。

このような意味で受け止められたことは想像に難くない。もちろんこれらは、それまで精神科で行われてきたうつ病、すなわち内因性うつの症状や治療の実態とは、多くの部分が異なる。内因性うつは、誰でもかかる可能性があることは同じだが、軽症ですまないことも多く、精神科の入院が必要になることもある。ＳＳＲＩですべて簡単に治るというわけにもいかない。

製薬会社から、一般向けには、うつ啓発のメッセージが各種メディア、学会の講演会などを通じてさかんに発信された。医師に対しては、ＭＲ（製薬会社の営業員）による直接の働きかけや研究会、講演会、学会のセミナーなどを通じてSSＲＩの有用さが精力的にアピールされた。医師や学会の側には、「うつに対する認識が広まり、治療につながることは患者にとって好ましいことだ」という思いが当然あり、製薬会社の啓発活動に抵抗することなく進んで参画していったと言える。

大規模な啓発活動と耳障りのいいフレーズに、患者と精神科医師はともに大きな影響を受けることになった。

患者側は、小さな悩み事や軽い落ち込みでも気軽に精神科に行っていいのだ、気軽に飲めるSSRIという新しい薬があるのだと感じ、精神科を訪れる人が相次いだ。精神科クリニックが街中に多くでき、内実は精神科だが心療内科を標榜するクリニックも増えて、精神科の敷居が低くなりつつあった時代背景も追い風になったに違いない。

精神科医師側への影響は、ある意味深刻だった。これまで診ることの少なかった軽いうつの人にどう対処すべきか、本来なら精神科医師にとって正統的治療を考える正念場だったはずだ。ところが、「うつ病」の診断でSSRIがどんどん処方されたのである。

これまでも述べたように、精神科を訪れるうつの患者はかつて、多くが内因性うつであり、「抗うつ薬を服薬し、休養すれば三ヵ月でよくなる」と自信をもって薬を出せばいい相手であった。どっと押し寄せた新しいタイプの軽いうつの患者に対しても、同様の診療をしてしまったきらいがある。実はその大半は、すでに述べたように神経症性うつ――現実のショックな出来事で悩んでいる人、仕事の負担がきつく疲れている人、人間関係に悩んでいる人など――であったであろうと思われる。ＳＳＲＩの処方よりも的確なアドバイスや励ましやつらさの傾聴こそ必要な人たちにも、内因性うつに対するのと同等の扱いをしてしまった可能性がある。

それにしても、うつ二分論にのっとり、薬がいいか精神療法がいいかと治療を分けることにこだわってきた日本の精神科医師が、なぜいとも簡単にＳＳＲＩ処方になだれを打ったのか。一つは、国内に浸透し始めていたＤＳＭ基準による「大うつ病性障害」の診断方法があったことは間違いない。軽症であっても、神経症性うつであっても、ＤＳＭで診断できれば、大うつ病性障害＝「うつ病」となり、ＳＳＲＩ処方の対象になったのである。さらには、軽いうつに効くという新しい抗うつ薬ＳＳＲＩを一度試みてみたいという誘惑もあっただろう、製薬会社の啓発があまりにも精神科医師に浸透した、あるいは製薬会社からいえば医師の意識づけに大成功した、というほかない（ＳＳＲＩは爆発的に売り上げを伸ばした）。多くの精神科医師がうつの説明に「心の風邪」フレーズを使っていたことがそれを裏づける。

うつ二分論を信奉していた精神科医師が、一気にうつ単一論に宗旨替えをしたということではなかった。二分論から神経症性であろうと判断しながら、単一論のＤＳＭに従って「うつ病」と診断し、ＳＳＲＩが適当だと考えた例も多かったと思われる。ただ、本来神経症性の治療で中心とされるべき精神療法が軽視され、抗うつ薬偏重に傾いていったことは否定できない。

つらい現実に遭遇して落ち込んだのか（神経症性）、あるいは自分でもわけがわからない落ち込みなのか（内因性）という「うつの原因」にはまったく関心を寄せない単一論のＤＳＭという診断基準への傾倒は、ＳＳＲＩを主とした抗うつ薬療法の隆盛とともにその後も順調に進み、神経症性や内因性という言葉はどんどんすたれていったのである。

「本来のうつ」を見失う――うつ激増の弊害

うつ人口を激増させた精神科診療のこうした変化には、功罪があった。うつで悩む人に福音となった反面、精神科医療に大きな弊害も生み出した。それは、薬の偏重と精神療法の衰退、さらには中心的なうつの軽視というべき状況である。

薬偏重の傾向

「うつは心の風邪」信仰に乗った精神科医師がこぞってSSRI処方に走ったことで、薬偏重、精神療法軽視の診療が精神科に広がってしまった。すべてが「SSRI現象」のせいとは言わないが、大きな役割を果たしたことは事実である。

それまで精神科医師は、うつ二分論に沿って、内因性うつの人だけに薬を重視する姿勢をとり、神経症性うつの人には精神療法に重きを置いて、薬は補助的にしか使っていなかった。その方針はあっけなく揺らいでしまった。DSMの前に二分論はかすんでしまい、うつ（＝DSMの「大うつ病性障害」）と診断できた人にはSSRIを処方すればいい、という単一論に基づく新たな信念が作り出されてしまったかのようであった。もともと面接によって行う精神療法には時間と手間がかかる。薬を処方するほうがずっと短時間で簡略だ。うつ患者数の急増で生じた、一日に五〇人前後（かそれ以上）も診察する超多忙な外来診察が、精神科医師の薬偏重に拍車をかけたのは間違いない。

もちろん、処方された薬がうつ改善にどんどん効果を上げたなら、むしろ「薬偏重」は喜ばしいことだ（「偏重」という表現も不適切になる）。実際はとてもそうは言えなかった。ＳＳＲＩはたしかに一定の効果を上げた。反面、薬を飲んでもはかばかしい効果のみられない人、そのために薬の量がどんどん増える人が、次々と現れた。薬を飲めば簡単に治るという印象を与えた「うつは心の風邪」のたとえは不適切だったという反省と批判の声が精神科のなかから上がり始めた。やがて患者側から、「薬を出すだけでろくに話を聴いてくれない」という精神科にあるまじき不満も続々と噴出した。新聞からも「患者多すぎ『薬偏重』に　安易な処方…原因解明、後手に」（二〇〇八年五月一八日付『朝日新聞』）という記事で指摘される事態になった。

なぜＳＳＲＩに効果が薄い人が続出したのか。現実の問題に悩む「神経症性うつ」の人は、どんなに素晴らしい抗うつ薬を飲んでも直面する根本的な悩み自体は解決しない。急増したうつの多数を占めたのが「神経症性」の人であったとすると、抗うつ薬の効果が限定的だったのは当然であろう。悩んでいる現実に対して、「こうやって立ち向かい頑張ってみなさい」と激励・助言する代わりに、「内因性」に対しての流儀で「薬を飲んでよく休んで」という指導をしていたら、現実を乗り越えようとする力をも減らしてしまい、うつからますます抜けられなくしたかもしれない。単一論に乗って、うつだからと薬を頼る姿勢がやはり問題だったのである。

効果が薄かった別の側面としては、抗うつ薬治療が重要であった内因性うつに対して、SSRIはそれまでの古典的な三環系抗うつ薬より相対的に効果が弱かったこともある。軽症～中等症の人なら、副作用も少なくしばしばメリットがあった。ところが、重症の人にはSSRIでは限界があった。三環系抗うつ薬への切り替えや通電療法を早期に考慮すべき例が多かったと思われるが、SSRIを少しずつ増量しても効果がなかなか現れず、そのために治療期間が長引く例も珍しくなかった。

元来のうつが見失われる

弊害のもう一つは、うつが単一化されて「ごちゃまぜ」になってしまい、元来のうつに対する見方が変化してしまったことである。精神科医師の見方だけでなく、社会の見方までもが、変化したようにみえる。

うつ病といえば内因性うつという「脳の病」のはずだった精神科診療の場は、ＳＳＲＩの大宣伝とＤＳＭのうつ（「大うつ病性障害」）定義によって、新たな種類のうつの人たちを大量に受け入れた。軽症の人が圧倒的に多く、それ以前は神経症性うつと呼ばれていた人のほか、現実の軽い悩みや心配事に近い「正常範囲のうつ」の人も含まれていたと思われる。患者も望む新薬ＳＳＲＩを処方するために、精神科医師はその人たちに「うつ病」「大うつ病性障害」という診断名をつけた。

このことで、うつに対する考え方、うつの概念というものが、本来のうつ（＝内因性うつ）を超えて、大きく広がったのである。従来の二分論の立場からみると、いくつかの性質の異なるうつが「ごちゃまぜ」になったとみえる状態である。

その結果として現れた見逃せない現象は、少数派になった「元来のうつ」つまり内因性うつが軽視される傾向が出てきたことである。本来はうつ診療の中核にあるべきうつであり、決して忘れてはいけない本来のうつである。大部分のうつが「内因性」（＝「身体性」）である高齢者ではとくにであるが、他の年代においても重要なうつなのである。

だからこそ、本書では「身体性うつ」と新たに位置づけた。ところが、国内の「うつ（病）」診療の現状は、臨床研究でも教科書でも、「内因性うつ」の用語は消滅し、単一論のＤＳＭ「大うつ病性障害」を前提にしたものがほとんどになっている（ただし、「内因性」を意識して診療を行う精神科医師は一定数存在する）。第１章でも述べたように、このうつは、自分でも理由のわからない言いようのない苦しみにとらわれる病であり、重症になれば昏迷や妄想状態に発展し、自殺リスクが高まる。薬だけでなく通電療法も考慮した治療が必要となる。他の種類のうつとは異なる理解がとりわけ重要なのである。

社会に現れたうつへの誤解

さらに深刻な問題なのは、社会のうつに対する見方までが、この中心にあるべきうつ（内因性／身体性うつ）を理解せず、うつが誤解されるようになったことである。

社会の動きはメディアに反映する。二〇一一年、『朝日新聞』夕刊一面の「ニッポン人脈記」で「一〇〇万人のうつ」という特集が一〇回にわたり連載された。うつの急増という社会現象を取り上げた記事で、治療法やさまざまな患者の例が紹介された。しかし、取り上げられたのは、おおかた軽症〜中等症のうつで、二分論でいう神経症性（＝心理性）の例がほとんどであった。そのことは、環境を変えたり、柔軟な心構えをしたり、あるがままの心で立ち向かったりしたことでうつが改善に向かった、という紹介例が多数を占めていたことからもわかる。抗うつ薬については、副作用や多剤の好ましくない影響が強調されるばかりだった。

重大な問題は、うつの中心であるべき内因性（＝身体性）うつ、薬剤治療の大切さにほとんど触れられなかったことである。重症化すれば動くことも食べることもできない、つらさと焦りで一時もじっとして休めない、罪深いことをしたという妄想から抜けられない、ついには死ぬことしか考えられなくなるといった性質のうつ。環境の変化や気持ちのもち方などではどうすることもできないうつ。そんなうつに苦しむ人たちが高齢者を中心に少なからず存在するにもかかわらず、である。

連載の最終回はこんな言葉で結ばれている。「うつや不安とはうまくつき合っていく。そう考えたら、別の道が開けるのかもしれない」。これは神経症性うつには当てはまっても、内因性うつにはまったく当てはまらない。どうすることもできないうつの苦悶に対し、必要量の抗うつ薬をしっかり服用して休養し、場合によっては通電療法も行うことを考えるべき重いうつがある。そのことに触れない連載は、「一〇〇万人のうつ」の姿を正しく理解できていない。読者にうつを誤解させてしまう。

うつへの無理解は、『朝日新聞』朝刊の一面コラム「天声人語」にも現れた。二〇一三年一月二二日のコラムで、自殺した五七歳男性の家族の悲嘆と生活の苦しさを取り上げ、こう書いた。

「遺《のこ》される者に済まないと思うなら、踏みとどまる望みもある。死ぬ覚悟を転じればいくらでも出直せるはずだ」

自殺した男性の苦しみには目を向けず、むしろ批判的にみている。あまりにも一方的な見方ではないだろうか。文章は、次のように続く。

「これらは、自殺を知らないゆえの小理屈だという。未遂者によれば、何やら黒いものに追われて、それどころではないらしい」

自殺しなければならなかった人がどれほどの苦悩と重い荷を背負っていたか、そこへの共感がまったくない。「何やら黒いもの」と書きながら、それを理解しようという姿勢もまるで感じられない。

自殺に至る人の事情はさまざまであろう。しかし、多くがうつ状態にあるだろうことは誰にでも想像できる（実際、代表的な研究によれば、世界で自殺した人の九八％に精神疾患を認めたことが報告されている＝日本精神神経学会精神保健に関する委員会編著「日常臨床における自殺予防の手引き」平成二五年三月版）。「天声人語」は自殺する人のうつ状態を、あまりに軽く、安直にみすぎている。

第1章で述べたように、うつ状態の人は「考えの視野狭窄」に陥ってしまう。神経症性（心理性）うつなら周囲の働きかけよって、まだ引き返すことができる。しかし自殺リクスのより高い身体性うつでは「病的な」考えの視野狭窄が起き、周囲のどんな言葉や働きかけにも心が動かなくなってしまう。唯一、精神科治療を除いては、である。

「何やら黒いもの」の正体は、うつという脳と身体の病そのものである。それを無視し、正常な心理を前提にして、「遺される者」や「死ぬ覚悟」を思い返せというのは、うつをまったく理解しない人の言葉と言うしかない。

「弱者の痛み」や「病者の苦しみ」を共有する姿勢が信条の国内一級紙のコラムまでが、なぜこのような間違いに陥るのか。連載「一〇〇万人のうつ」と同様、うつのとらえ方に欠けたものがあるのである。急増した軽症のうつ＝心理性うつばかりをうつだと思い込み、従来中心にあったうつ病＝身体性うつが見失われてしまっている。

「天声人語」と同じように、社会全体もまた本来のうつを誤解してはいないか。もしそうなら、身体性うつが多数を占める高齢者のうつの人たちが正しく理解されず、その苦しみを増すことにつながってしまう。

第5章 高齢者うつの具体的な治療法①薬物療法

第1章の「身体性うつ」のなかで述べた治療法をさらに詳しく具体的に説明する。少し専門的な内容も含まれるが、高齢者うつの治療を理解する一助としていただきたい。

高齢者の身体性うつの治療には薬が不可欠であると書いてきたが、では、どの薬が一番効果があり早く効くか、という点については、残念ながら正解が出ていない。うつに対して主に用いられる抗うつ薬だけでも国内に二〇種類以上ある。ある薬に対して効果があるかないかの反応は、人によって異なる。ある人にはとても効果のあった薬が、別の人にはまるで効かない、ということがいくらでもある。

多くの薬を比較して、高齢者うつのどんな人にも一番効果のある薬はどれかという研究は世界中で行われているが、一致した結果は得られていない。日本うつ病学会が二〇二〇年七月に発表した「高齢者のうつ病治療ガイドライン」でも、推奨される抗うつ薬について、「高齢者のうつ病に対して、抗うつ薬治療による有効性（急性期および維持期治療）が示されているが、抗うつ薬のクラス間での有効性の差を示す明確なエビデンスはない」と記されている。エビデンスとは、「研究によって得られた証拠」のことだ。つまり、うつに抗うつ薬が効くことはわかっているが、どの種類の抗うつ薬が効くかはわからない、ということである。

では、現実にはどうするのか。実際の外来・入院診療では、それぞれの医師が自分の経験と知識から、目の前のうつの患者さんに「効果があるのでは」「合うのでは」と思うものを投与しているのである。その治療経験の積み重ねで、患者さんの症状によって、また重症度によって、どの薬が効果的かという傾向がわかってくる、ということがある。おそらく精神科医師一人ひとりで、一番多くの高齢者うつに効くと信じる抗うつ薬は異なるかもしれない。

精神科のなかには、「どの薬がいいというエビデンスがないのだから」と、主な六種類の抗うつ薬を選び、初診患者さんが来るたび一種類ずつ順番に処方しているというベテラン医師もいる。うつで受診した患者さんは六人ごと、同じ精神科医師からそれぞれ異なる抗うつ薬の投与を受けているのである。「どれも効果に大差はない」とその医師は言う。

私はそうは考えない。高齢者の身体性うつに処方しようとするとき、いま悩みや苦痛を聴いた目の前にいる患者さんに一番効く確率の高い抗うつ薬というものがある、と信じる。六種類どれでも同じという考え方はとらない。

ここでは、私の二五年の治療経験から、これが最良と信じる薬物療法の進め方を示したい。もちろん絶対のものではなくエビデンスもないが、それなりの確率で効果が出る可能性があると考えている。

これを書くのは、高齢者を診る精神科医師がこのように考えて薬を出しているのだという思考の経過を知ってほしいからである。あくまでそのような参考として読んでいただきたい。

なお、外来診療場面での処方を考えており、すぐにも入院が必要となる重症例は当てはまらない。

六割の人に効果のある抗うつ薬

初回診察後の薬の処方で医師がまず気を配るべき重要なことは、ほとんどの高齢者が精神科関係の薬を服用するのは初めてということである。服薬に不安と抵抗を感じるのは、当たり前のことだ。とすれば、大切な薬の条件は、安心して飲める薬、副作用が出ないか極力少ない薬、錠数が少なくてよく一日一回の服用でいい薬、などとなる。

「制止型」「不定愁訴型」「焦燥型」のどの型でも、すぐに入院が必要な重症例を除けば、最初の服用は以下の抗うつ薬二種類のどちらかが勧められる。私の治療経験では、このどちらか（ときに併用）を飲めば、外来を受診する高齢者の身体性うつのうち六割の人は改善するからである。

薬は商品名で表記する。（　）内はまったく同じ効能をもつ商品名である。

・スルピリド（ドグマチール、ミラドール、アビリットなど）五〇mg錠を〇・五錠
　夕食後一回服用
・ミルタザピン（リフレックス、レメロン）一五mg錠を〇・五〜一錠
　夕食後または寝る前一回服用

両剤ともうつ症状全般に目にみえる効果をもつことが多く、とくに食欲低下に対して効果が高い。副作用が非常に少なく、心配なく飲める薬であることも共通する。

大きな違いは、スルピリドには睡眠に対する効果がないことだ。うつでも睡眠はまずとれているか、すでに服用している睡眠薬で眠れている人が、スルピリドを優先して処方する対象になる。

一方、ミルタザピンは睡眠作用が強くあり、不眠傾向のある人は、これ一剤で眠りと食欲と他のうつ症状の全部が改善されることも多い。もともと飲んでいた睡眠薬が不要になることもある。

両剤のどちらかをまず一週間服用して、改善点が少しでも現れたなら、その薬をさら

に一〜二週間は続ける。それで十分によくならないなら、両剤の併用か、ミルタザピンは用量を増やしたい。増量する場合、一五mg錠三錠まで可能である。スルピリドは、妄想を伴ううつ症状がある場合を除けば、五〇mg錠一錠に増量しても効果が期待できることは少ない。

なお、一般には抗うつ薬が十分効果を発揮するまで三〜四週間かかるとされるが、この両剤は一週間で効果の有無を判定できるほど効果発現が早いのが大きな特徴だ。どちらかを一週間服用してもまったく効果がみえないという場合は、その薬を中止して他方の薬に変更する。

スルピリドについて

かつては精神科で、統合失調症やうつ、不安症などによく用いられた薬であるが、近年は使用が大きく減り、過去の薬というイメージさえある。内科でも以前は胃潰瘍に対して処方されたが、現在は用いられない。

しかし、高齢者の身体性うつには欠かせない効果がある。軽症から比較的重症例まで有効で、服用開始後、一〜五日という早さで効果が現れるのが大きな特徴だ。逆にいえば、一週間飲んでまったく変化がなければ、この薬は効かない。食欲増進によく効くのは医師の間で比較的有名であるが、他のうつ症状にも十分効果がある。

健康を維持する体内ホルモンを司る内分泌系の働きをよくし、神経伝達物質（脳内の神経連絡を司る）の一つであるドパミン系を活発にする効果があるとされている。

十二分に留意すべきは、用量である。この薬の添付文書（効能、副作用などを記した公的文書）では、うつ病・うつ状態に対して「五〇〜一〇〇mg錠を一日三回、計一五〇〜三〇〇mgで服用する」よう指示されているが、これは若年者向けの記載で、用量が多すぎる。高齢者がこの用量を服用すれば、薬剤性パーキンソニズム（手足の震え、こわばり、身体の動かしにくさ）と遅発性ジスキネジア（一定期間服用後、舌や上半身などが勝手に動くようになる）の副作用が現れる可能性が高い。添付文書には書かれていないが、高齢者には一日二五mgで十分である。

二五mgで用いる限り、副作用がほとんどないことが特筆すべき利点である。唯一注意すべきは、薬剤性パーキンソニズムで、二五mgでも二ヵ月以上服用すると、一〜二割の人に軽度の手の震えが現れる。気にならない程度ならそのままでもいいが、気になる場合は半分以下の一〇〜一二・五mg（錠剤を分割できないため粉剤になる）に減量する。それでも震えに困るときは、いったん中止し、うつ状態の兆しが再び出てきたときに一〇〜一二・五mgで再開するというやり方がある。

うつの改善には二五mgで十分であるが、うつに妄想を伴う例では、五〇mgに増量してもいい。それを越す用量では、薬剤性パーキンソニズムの出現する危険が高くなる。

日本老年医学会の「高齢者の安全な薬物療法ガイドライン二〇一五」では、本剤について副作用のリスクから「可能な限り使用を控える」とされているが、これは添付文書に沿った一五〇〜三〇〇mgを使用の場合のことである。ガイドラインには「使用する場合には五〇mg／日以下に」と但し書きがあるが、私の推奨はさらに安全な低用量である。

ミルタザピンについて

睡眠効果をあわせもつ抗うつ薬で、軽症から重症まで、また「制止型」「不定愁訴型」だけでなく「焦燥型」の一部にも効果を有する。神経伝達物質のセロトニン、ノルアドレナリン、ドパミンを増やすことでうつに対する効果を発揮するとされている。睡眠への効果は、飲み始めたその日から現れる。数日飲むと食欲が向上し、一週間ほどで他のうつ症状にも効いてくるというのが理想的な効果である。

副作用は非常に少ない。他の抗うつ薬で目立つことのある副作用の吐き気や低血圧は、ほとんどない。少数の人に現れる可能性のある唯一の副作用は、起床後の眠気である。若年者に比べて高齢者では少ないが、一〇〇人服用したうち五人ほどの人は、強い眠気を感じて、だるくて起きられない、朝食が食べられないという状態になることがある。ひどい眠気が午前中いっぱい続くことがある。このような状態がみられた人には、その日から服用を中止してもらう。そこまではなく、ふだんより少し眠気があるか、と感じる程度の人は、服用を毎日続けるうちに眠気がなくなってくることも多く、継続して飲んでもらう。

もう一つ、効果とともにみられる不都合がまれにある。食欲が出すぎ、体重が増えてしまうことである。もともと低下していた食欲が回復したのは喜ばしい効果であるが、それが過剰になるのは困ることだ。服用量を極力少なくし、それでも肥満傾向が止まらない場合は、薬剤変更も検討することになる。

服用錠数は、眠気の予防のため一日〇・五錠から始めることが多いが、効果が少し出たもののまだ不十分というときには、一錠、二錠と一〜二週間ごとに服用量を増やし、最大三錠とすることができる。睡眠効果や食欲増進効果は〇・五〜一錠でも十分なことが多く、増量によって徐々に改善していくことがあるのは、憂うつ感や興味・意欲などそれ以外のうつ症状である。

残り四割の人に対する薬

スルピリドまたはミルタザピンで十分な改善には至らなくとも、少しでも実感できる改善点のあった場合は、その薬はそのまま残し、追加する新たな薬を考える。つまり新たな薬との併用となる。もし、スルピリドまたはミルタザピンを服用しても、睡眠や食欲を含めてまったく効果がなかった場合（非常にまれである）には、その薬を中止して、次の新たな薬を始める。いずれの場合も、その候補は次の薬である。

・サインバルタ（デュロキセチン）二〇mgを一カプセル　朝食後一回服用

サインバルタについて

ＳＳＲＩ（選択的セロトニン再取り込み阻害薬）の次に登場したＳＮＲＩ（セロトニン・ノルアドレナリン再取り込み阻害薬）というタイプの抗うつ薬で、主に神経伝達物質のセロトニン、ノルアドレナリンを増やし、ドパミンも増やすとされる。精神科で流通後、痛みやしびれにも効果があることがわかり、糖尿病の神経障害や変形性関節症の痛みなどに対して、内科、整形外科領域でもよく使われている。

副作用がない限り、一日二〇mgから始めて、うつ状態の改善をみながら一〜二週間ごとに三〇mgを一カプセル、四〇mg（二〇mgを二カプセル）、最大六〇mg（三〇mgを二カプセルまたは二〇mgを三カプセル）と増量して用いる。副作用がみられたら、増量は中止し、逆にすぐ用量を減らす対処がふつうは必要だ。

すぐに現れる可能性のある副作用は、吐き気と頭痛であるが、少ない。とくに気をつけたいのは、立ちくらみと排尿困難だ。立ちくらみは起立性低血圧という血流の調節障害の結果で、横になっている状態から起き上がったとき、また椅子からすばやく立ち上がったときに、脳の血流が重力で下に下がってしまい、脳が一時的に虚血状態になる。軽い場合はめまいがするだけですむが、ひどいときには、目の前が暗くなりちかちかと光が点滅して一瞬意識を失い倒れることがある。その場合、意識がないので手がとっさに出ずに、頭から倒れることが多く、顔や頭部にけがをしかねない。倒れて下半身と頭部が同じ高さになると、血流が脳に戻るため、通常は転倒後すぐに意識は回復する。

尿が出づらいと感じる排尿障害は、男性で要注意である。高齢男性のほとんどは前立腺肥大があるので、もともと排尿に多少時間がかかる人も多く、この薬を飲んだときには排尿困難が起こりやすい。

それまでなかった立ちくらみの兆候が出たり、男性でいつも以上に尿が出にくいと感じたりしたときには、この薬は合わないと考え、用量を減らしたあとに中止が望ましい(二〇㎎一カプセルの場合はすぐ中止)。四〇〜六〇㎎など多めの用量を飲んでいた場合、急に中止するのは望ましくない。

サインバルタがほとんど無効なとき、または起立性低血圧などの副作用のために飲み続けることや用量を増やすことが困難なときには、サインバルタを減量して中止するとともに、次の手段として以下の薬を開始したい。

・ノリトレン一〇mg錠を各一錠　朝・夕食後に服用

ノリトレンについて

古典的な薬の種類である三環系抗うつ薬に属する。三環系は、セロトニン、ノルアドレナリン、ドパミンの三つの神経伝達物質を増やし、効果は抗うつ薬のなかでもっとも信頼ができる。一方で副作用も同時に現れやすく、副作用の出やすい高齢者には十分注意して用いられる必要がある。ノリトレンは、三環系のなかで効果は同等ながら副作用が一番少なく、高齢者でもより安全に飲める薬である。

考えられる副作用としては、口の渇き、便秘、眠気などがある。用量が増えると、血圧低下、尿の出づらさ、心電図の異常、物忘れ（認知機能障害）などにも留意が必要になる。

飲み始めの一日二〇mgで一〜二週間後、副作用なく相当の効果が現れる人もいるし、八〇mg程度まで（一〜二週間に二〇mgずつ）用量を増やしていかないと効果が現れない人もいる。八〇mgで効果が一定程度現れてきて頭打ちになり、回復までもう一息という場合などは、それ以上増量するときがある（規定上の最大用量は一五〇mg）。その際は、副作用には十分に注意を払い、もし支障が生じるような副作用が出たときには用量をまず半減させる対処が求められる。

追加して効果増強を図る薬

ここまで述べたスルピリドまたはミルタザピンと別のもう一剤との併用は私の強く勧める方法である。それとは別に一般的な話として、抗うつ薬一剤で少しは効果がみえ二〜三週間それを続けたが、それ以上に改善がなく不十分というとき、二つの方法がある。

一つは、別の抗うつ薬を追加し二種類を併用する方法、もう一つは、抗うつ薬以外の薬で抗うつ効果の増強を図るという方法である。このうち、原則的には、後者の方法が望ましく効果も高い。

二剤併用は、同じ基本作用をもつ抗うつ薬を二種重ねることになり、効果が増えるか疑問があること、副作用が倍化する危険があることから、できれば避けたい。ただし、私が推奨したように、食欲増進効果のある薬としてスルピリドあるいは睡眠効果のある薬としてミルタザピンを用い、その他のうつ症状にはサインバルタの効果を期待して二剤併用、という形なら問題はない。

もう一つの、抗うつ効果の増強を図る方法には、以下の薬が期待できる。

・炭酸リチウム（リーマス）二〇〇mg錠を一錠　夕食後一回服用

炭酸リチウムについて

気分安定薬という種類に属する薬で、もともとうつと躁を繰り返す疾患である双極性障害（躁うつ病）の治療に用いられる薬である。気分安定薬の名前の通り、気分を躁状態にもうつ状態にもせず、正常な気分に近い一定の幅のなかに収める効果がある。

双極性障害の躁状態にある人が服用すれば躁の気分は落ち着いて正常になり、うつ状態の人ならうつが回復することも期待できる。その意味で、抗躁薬と抗うつ薬の両方の働きをもつ。一般には、抗躁効果が中心と言われるが、抗うつ効果が目立って発揮されることもある。

この薬を、すでに抗うつ薬によって治療中でまだ十分改善しない人が服用することで、抗うつ薬の作用が増強され、症状がより改善することが期待できる。各種の抗うつ薬を長期間服用して改善がみられず治療が停滞していた状態が、この薬の追加で一気に改善に向かうという例も珍しくない。高齢者に限らず、身体性うつの治療に欠かせない薬剤といえる。

作用は、抗うつ薬の効果を増強すると言われるが、この薬独自の抗うつ作用もあると思われる。特徴は、一日二〇〇mg錠一錠という低用量の服用で、早期に（最速で一～数日で）効果が現れることが多いことだ。通常、躁状態の治療なら高齢者であっても四〇

○～六○○mgを投与する必要がある（若年者では八○○～一二○○mg）が、この増強作用のための処方では、多くても四○○mgまででいい。

この薬には厳重な注意点がある。リチウム中毒という副作用に十分留意が必要なのだ。体内の薬の血中濃度が一定値以上に上がると、中毒症状が現れる危険がある。中毒症状として、吐き気、嘔吐、四肢の震え、歩行失調（うまく歩けない）などのほか、重症だと意識障害になることもある。薬の血中濃度は血液検査でわかるため、基準を超えて高値にならないか、精神科医師は必ず留意しなくてはいけない。

血中濃度のことで高齢者がとくに注意すべきなのは、食事量の変化の影響だ。風邪や体調不良などのために、食事や水分摂取の量が低下してしまうと、体内を循環する血液量が減り、通常なら安全な用量の薬でも血中濃度が上がってしまう。もう一つの注意点は、高齢者が腰痛や関節痛でよく利用する炎症を抑える痛み止めの飲み薬（ロキソニン®など）や湿布薬が影響することである。痛み止めの成分が、炭酸リチウムの腎臓からの排泄を低下させてしまうため、血中濃度が上がることがあり、中毒域に近づいてしまう。

このようなリスクから、精神科医師のなかには、高齢者には炭酸リチウムを使うべきではないと主張する人もいる。しかし、それはこの薬の貴重な効果を無視した議論である。他の薬剤では得られない効果があり、高齢者うつの人にとって大きな福音になる。服薬管理について十分注意することで中毒は防ぐことが可能だ。

そのほか、中毒とは関係なく、甲状腺ホルモンの低下、血中カルシウム増加（副甲状腺ホルモンの亢進）がときに起きることがあり、血中濃度測定と同様に定期的に血液検査でのチェックが必要になる。

「焦燥型」の強い症状に対する薬

身体性うつの「焦燥型」では、いらいら、そわそわ、いても立ってもいられないといった焦燥感が強く、本人の苦痛が耐えがたく大きいときがしばしばある。もともと抗うつ薬が効きにくい病状であるうえ、抗うつ薬の効果があったとしても十分現れるまでに二週間以上の時間がかかることが多いため、「制止型」とは異なり、抗うつ薬以外の治療手法が必要になる。

先述の炭酸リチウムは、抗うつ薬の増強効果だけでなく、焦燥の症状に対しても有効なことが多く、重要な選択肢になる。しかし、焦燥に対して効果を期待するときには、増強効果のときのような低用量で早めの効果出現は残念ながら期待できない。一日三〇〇～四〇〇mg、場合によってはそれ以上の用量を投与して、一週間～一〇日前後待たないと効果は現れないことが多い。それまで、患者の苦痛は癒されず、周囲もつらい思いをすることになる。

より早く確実に焦燥感を治めるための薬が、次の薬である。

・クエチアピン（セロクエル）一二・五mg錠または二五mg錠を各一錠
　朝・昼・夕食後に服用

クエチアピンについて

精神科関連の薬（向精神薬）のなかで抗精神病薬という種類に属し、国内では統合失調症に対して投与すべき薬とされている。統合失調症は、若年で発症し、幻覚や妄想、思考や感情の混乱などを示す精神疾患である。ただし海外では、双極性障害（躁うつ病）もクエチアピンの投与対象とされ、躁状態やうつ状態にも効果があることがわかっている。このため、国内でも双極性障害やうつに対して、「適応外使用」（認可された対象疾患以外への使用）として患者の同意を得たうえで用いられている。

さらに、高齢者に多いせん妄という精神状態――重症の身体疾患や薬剤が脳に影響を及ぼすことによる意識の混乱――に対して、認可薬が脳梗塞後に限定した一種類しかなく、厚労省は通知という形でクエチアピンなど抗精神病薬の使用を認めている。また、認可薬のまったくない認知症の行動心理症状（幻覚、妄想、焦燥、興奮、攻撃）に対する薬剤としても、クエチアピンなどが厚労省研究班のガイドラインで認められている。

抗精神病薬は、過剰な精神活動を和らげる効果をもつが、統合失調症でもない高齢者にとっては強めの鎮静剤としての作用が中心になる。過度に効果が出てしまうと、眠り続けたり、身体が自由に動かなくなったり、会話や思考が十分できなくなったりする「過鎮静」という悪い影響が出る。さらには、薬剤性パーキンソニズムの副作用も非常に現れやすい。いずれも高齢者の健全な生活や生命までも脅かす副作用であり、極力現れないようにしなくていけない。

クエチアピンはすぐに利用できる抗精神病薬のなかで唯一、パーキンソニズムの副作用がほとんどない。鎮静効果がすばやく現れ、効果の作用する時間が短く（三〜五時間）、服用量さえ注意すれば過鎮静にもなりにくい。さらには、海外ではうつ状態にも認められていて、抗うつ効果もある。これらの理由から、焦燥の強い高齢者の身体性うつに対しては最適といえる。いら立った気持ちが服用で軽減され、適度な休息ができることで、患者の苦痛も和らぎ、改善が期待できる。

用量は、一二・五mg錠または二五mg錠を各一錠、一日三回（朝・昼・夕食後）を掲げたが、服用後の眠気の程度によって、一日二回（朝・夕食後）でいいときもあるし、夜間不眠が強い例では、一日四回（朝・昼・夕食後、寝る前）が適当なこともある。

なお、国内では糖尿病の人には使用が禁止されており、他の薬を考える必要がある。

高齢者うつの治療で有効な薬を表にまとめたので、参考にしてもらいたい。

表　高齢者うつの治療で有効な薬

薬剤名	服用量（1日分）	服用タイミング・回数	生じうる副作用
〈抗うつ薬〉			
スルピリド50㎎錠	0.5錠	夕食後1回	手の震え
ミルタザピン15㎎錠	0.5～3錠	夕食後 or 寝る前1回	朝の眠気
サインバルタ20㎎カプセル	1～3カプセル	朝食後1回	立ちくらみ、吐き気
（30㎎	1～2カプセルも）		
ノリトレン10㎎錠	2～8錠	朝・夕食後計2回	便秘、口の渇き
〈効果増強薬〉			
炭酸リチウム200㎎錠	1～2錠	夕食後1回	リチウム中毒※
〈焦燥が強いときの薬〉（糖尿病の人には使用不可）			
クエチアピン12.5 or 25㎎錠	3錠	朝・昼・夕食後計3回	眠気

※血中濃度が異常高値になった場合（本文参照）

第6章　高齢者うつの具体的な治療法②通電療法

通電療法とは

通電療法（電気けいれん療法）は身体性うつを治療するために欠かせない治療法であり、高齢者にだけでなく、すべての年代に対して、総合病院や一部の精神科病院など全国で行われている。世界的にも、アメリカをはじめヨーロッパ、アジアなど多くの国で、通常の医療として行われている。主たる疾患はうつ（病）であるが、若年者に多い統合失調症も治療対象になっている。

一般の人たちにはほとんどなじみがない治療法であろう。医療の世界においてすら、これまで「電気ショック」「電撃療法」などと呼ばれて、「怖い治療」のイメージで語られることが多かった。アカデミー賞作品賞などをとったアメリカ映画『カッコーの巣の上で』（ミロス・フォアマン監督、一九七五年）で、精神科病棟にいる主人公（ジャック・ニコルソン）が無理矢理、意識のある状態で頭部に電気をかけられ、けいれんする場面を思い起こす人もいるかもしれない。実際、日本においても過去には精神科病棟で暴力的な患者に対し懲罰目的に用いられ、また不適切な手法により記憶障害の後遺症が多発したという不幸な歴史がある。現在でも医療関係者のなかには、この療法を認めない立場の人もいる。ただ、不穏や興奮を抑える手法という過去の認識のまま批判をするベテラン精神科医もおり、いまだ医療の世界でも誤解が多い。

治療を受ける一般の人たちにすれば、どんなことをされるのか、危険な治療ではないのか、と多くの不安と心配があって当然であろう。これまで一般向けに詳しくその内容が知らされたことがなかったが、効果と安全性を正しく理解してもらうため、ここではできるだけわかりやすく、通電療法の内容と手順について紹介したい。

対象となるのは、身体性うつのなかでも、「制止型」「不定愁訴型」の重症例、「焦燥型」で焦燥と落ち着きのなさがひどい、または妄想が強固な例、自殺の危険がある例、無言・無動の昏迷の例などで、薬物療法が効果不十分の際に行われる。食事や服薬を拒んでいたり、生命の危機が迫っていたりするような状況では、薬物療法に優先して早期に行われることもある。効果が薬物療法よりもずっと確実で早いからである。このほか、高齢者は身体的に衰弱をきたしやすいため、口から薬を飲むことができなくなったり、薬の副作用で身体的問題が起きたりすることが若年者より多くある。そのような場合、通電療法でなければ治療を進められないということが起きてくる。

　適切な手法で行われさえすれば、ごく少数の例外を除いて、すべての例で必ず一定の改善が得られる。例外とは、通電療法中にもとの身体疾患が悪化したり、新たな心臓疾患が生じたりするなどして、通電療法を途中で中止しなければならなくなった場合である。それ以外で、万一改善が得られないことがあるとしたら、それは身体性うつの診断が間違っているか、施行手法がまずいかのどちらかである。

通電療法の手順

手法の大枠は、次のようである。麻酔薬を点滴から投与して全身麻酔をして眠ってもらい、けいれんを最小限にする筋弛緩薬を同様に点滴で投与したうえで、一回の通電で決まった一定量の電流を二〜八秒間、通電治療器から頭部（こめかみの部位）に通電する。脳内に約三〇〜九〇秒のけいれんを引き起こす発作が起きる。筋弛緩薬で全身けいれんは抑えられて現れないが、左足首から先にだけ、けいれんの動きが起きる。発作持続時間は人によって異なり、また施行するたびに変動する。これを週二〜三回の間隔で計七〜一三回行うので、施行前の検査期間を含めて、一ヵ月あまりの入院が必要になる。計何回行うかは、症状の改善度合いから決められる。通常は、三〜四回目の通電後から明らかな改善の兆しが現れ、徐々によくなって回復していく。

原則、入院設備のないクリニックなどでは行うことができず、全国の大学病院など総合病院を中心に精神科と麻酔科の協力で行われている。一方、精神科病院も麻酔科医を臨時雇用するなどして行うところが徐々に増えている。費用は、一回の施行で約三万円（それを七〜一三回施行）であるが、保険診療なので自己負担額はずっと少ない。

具体的な施行方法（一回分）を以下に述べた。病院によって細部は異なることがあるが、基本的には同じ流れである。

説明に対する同意

うつが重い状態であるため必要だという判断のもとで通電療法を施行すること、療法の内容と全体の治療計画が、本人と家族に説明される。施行の手順、ときに起こりうる頭痛や吐き気やめまい、認知機能障害などの一時的な副作用、死亡事故が五万回に一回と非常にまれであることなども説明され、原則本人が同意の署名をすることになる。病状が重く、本人の意思が確認できないとき、本人の意思は確認できるが同意署名できないときには、家族が本人の代理として同意署名する場合もある。希望があれば、同意はいつでも取り下げることができ、施行を中止できる。

施行前の検査

入院後または入院前に、以下の検査を行う。

胸部と腹部のレントゲン、心電図、頭部CT、脳波は基本。可能であれば、頭部CTに追加またはその代わりに頭部MRIとMRAを行う。頭部MRAとは脳の血管をみる検査で、脳の動脈に部分的にぷっくりとふくれた動脈瘤《りゅう》がないことを確認するために行われる。動脈瘤があると、通電によって血圧が上がって破裂しかねず、くも膜下出血を起こす危険があるからだ。また、できれば心臓超音波（エコー）を行いたい。心臓系に既往症がある場合には必ず行う。

以上の検査で異常所見が何かみつかったときには、対応する診療科による診察、追加の検査が必要になることもある。その結果によっては、施行延期や中止もありうる。

施行前の準備

服用中の薬の整理が必要な場合がある。睡眠薬や抗不安薬のほとんどがベンゾジアゼピン系という種類であるが、この種類の薬は通電療法で生じる脳内の発作を弱め、効果を阻害するため、中止または大幅に減らされる。また、気分の安定に抗てんかん薬が処方されていることもあるが、これも同様に効果を弱めるため、原則的に中止される。これらの薬の変更によってうつ症状が悪化した場合は、これを緩和するため、ベンゾジアゼピン系と抗てんかん薬以外の薬を新たに投与されることがある。

施行の実際

通常、通電療法は朝一番で行われる。精神科病棟内の通電療法スペースか、病院内の手術室に移動して行う。

・起床後、バイタルサイン（体温、脈拍、血圧）が正常で、意識もふだんと変わりないことを看護師または精神科医師によって確認される。朝食や水分の摂取は、麻酔のために胃から逆流する危険があるため原則禁止である。

・胸をはだけられる術衣に着替え、病室のベッドからストレッチャー（移動可能な台車つきのたんか）に移乗し、通電を施行する部屋に移動する。その前後で、点滴のための留置針を腕の静脈に刺して固定し、点滴を落とし始める。手術室で通電が施行されるときは、手術室内に移ってから麻酔科医師が留置針を刺し点滴がされる場合もある。

・通電を施行する場所に着くと、精神科医師によって、通電治療器につながれた三つの心電図用電極が胸に、四つの脳波用電極が頭部に、二つの通電用電極がこめかみ部にそれぞれ貼りつけられる（イラストを参照）。看護師が、左の足首の少し上にターニケット（駆血帯）を巻きつける。

・麻酔科医師が酸素マスクを口の上にあて、十分に酸素投与したうえで、麻酔薬を点滴から投与し、患者は眠りに落ちる。

・意識がなくなったのを麻酔科と精神科の医師が確認したあと、看護師はターニケットの圧を上げて足首を締めつけ、左足への血流を遮断する。

・麻酔科医師は、けいれんが出ないようにする筋弛緩薬を点滴から投与し、酸素マスクで強制的に換気し呼吸をさせる。全身の筋肉の働きを抑制する筋弛緩薬は、一時的に呼吸も止めてしまうためである。

・精神科医師は、口内の万一の傷を防ぐためのマウスピースを患者の歯の間に挟む。

《通電療法》

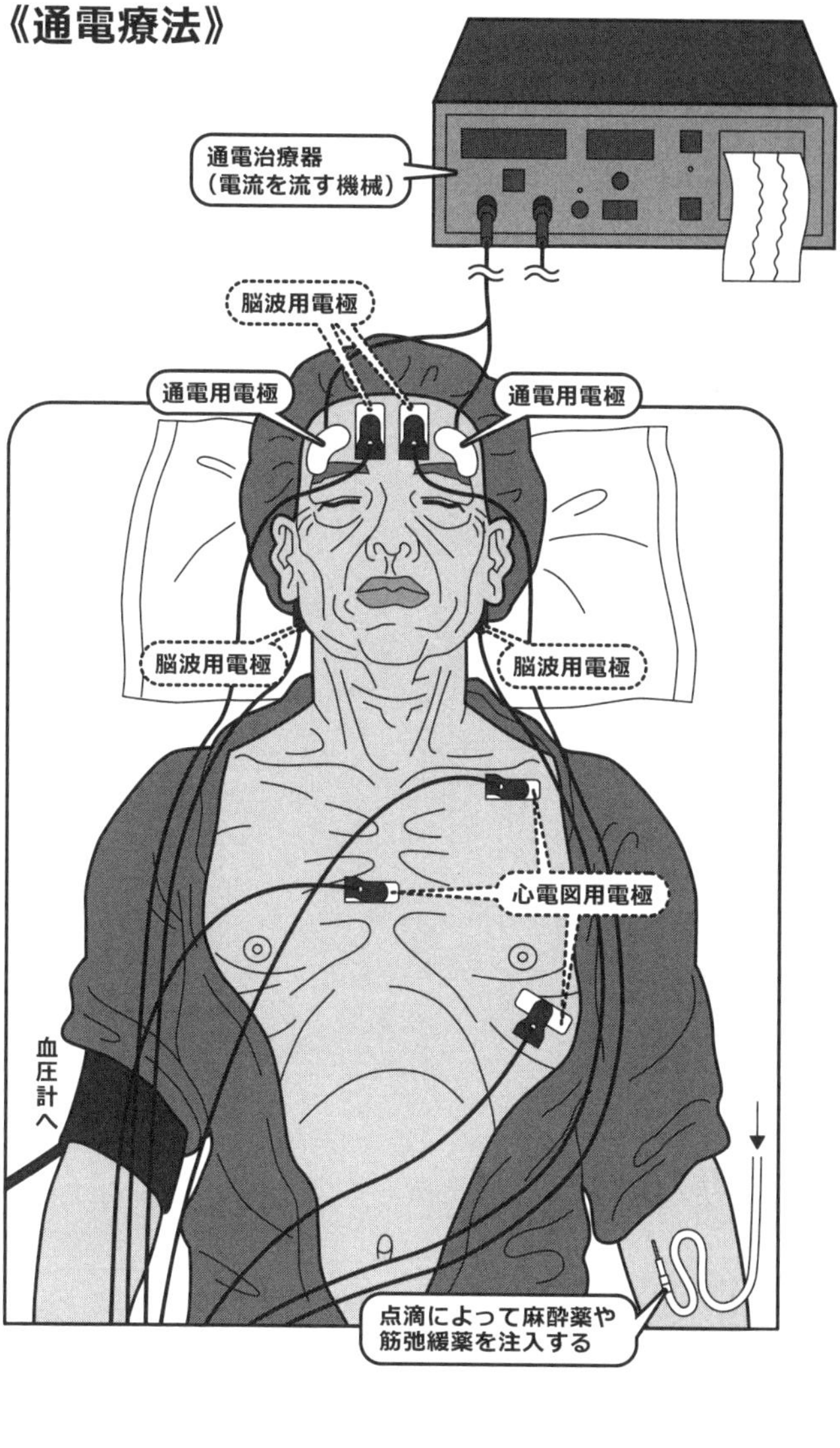
通電治療器
（電流を流す機械）
脳波用電極
通電用電極
通電用電極
脳波用電極
脳波用電極
心電図用電極
血圧計へ
点滴によって麻酔薬や
筋弛緩薬を注入する

・精神科医師が通電治療器の「治療」ボタンを押す。
・と同時に、設定した電気用量が二〜八秒間、患者の頭部電極に流れ、その間だけ患者はぐっと歯を噛みしめ、顔面が収縮する。筋弛緩薬の流れていない左足はつっぱって硬直する。その他の身体の部分に変化はない。
・二〜八秒間の通電が終わると、つっぱっていた左足は前後に反復するけいれんを始める。血圧が上昇し、脈拍が急増する。左足のけいれんが三〇〜六〇秒前後で止まり、発作は終了する。血圧や脈拍は徐々にもとに戻る。
・この間、通電治療器には、通電中の脳波と心電図がモニター記録紙に記録される。脳波では通電が有効に脳に働いたかどうかを判定でき、心電図では通電によって心臓機能が異常を生じていないかどうかを確認することができる。
・強制換気で酸素投与しつつ呼吸を行ううちに、少しずつ本人の力による自発呼吸が回復してくる。徐々に強制換気は不要になる。
・発作終了後一〇分ほどで麻酔が解け、精神科医師の声かけに目が覚め、意識が回復する。まだ頭はぼんやりしているが、精神科医師の顔をみながら、徐々にここがどこで何をしていたかがわかってくる。ときには、覚醒時に意識が混乱し、起き上がろうとしたり、大声を上げたりする例がある。通電で生じた発作によるそのときだけの混乱であり、時間とともに静穏化するが、数分で落ち着かない場合には鎮静剤を投与して混乱を治めることがある。

・酸素投与を受けながら、一〇〜三〇分待機したあと、病棟の自室に戻る。二時間ほどは酸素投与を受けながら経過観察をする。頭痛や吐き気、めまいの副作用がないことを確認し、酸素マスクを外しても問題がなければ昼食をとることができ、通常の病棟生活に戻る。

これが通電療法の一回の手順である。

通電療法の副作用

短期的な副作用としては、通電直後に生じる前述の頭痛、吐き気、めまい、発熱などがある。いずれも比較的軽微で一時的なものだ。症状が続くときは、それぞれの症状に対応した薬剤を服用してもらうこともある。

まれに起こりうる重篤な副作用としては、生命リスクの高い不整脈、気道閉塞、心筋症（心臓の筋肉の異常）などがあるが、いずれも麻酔科医師が呼吸状態と心電図を常にチェックしており、万一の場合は必要な対処をすることができる。

中長期的に問題となりうるのが、記憶障害である。通電療法一セット（七～一三回）の途中または終了後に、以前の出来事の記憶があいまいになったり、最近のことを記憶する力が弱くなったりすることが五割くらいの人にみられる。しかし、ほとんどは治療終了後一ヵ月以内に回復する。なかには、入院直前の一番調子の悪かった時期のことや入院に至る経過などの記憶が戻らない人がいるが、これがその後の生活の障害になることはなく、苦痛に感じる人はほとんどいない。

通電用量設定の重要性

薬による治療で薬の用量が効果を大きく左右するのと同様、通電療法では、十分な効果を得るために、毎回の通電用量をどうするかが非常に重要で、治療の成否を決定づける。十分な用量が通電されることによって、うつを改善に導く良好な発作を生じさせることができるのである。良好な発作が得られたかどうかは、主に通電時の脳波の形で確認できる。

通電用量は、通電治療器の用量つまみを回すことで、五〜一〇〇％の範囲で五％きざみに設定できることになっている。もっとも一般的な、左右のこめかみに通電用電極を貼って行う手法では、年齢（一桁目は四捨五入）の半分の％を初回通電の用量とすることが基本的技法とされている。つまり、有効な治療のために、若年であるほど通電用量は少なくてよく、高齢になればなるほど高用量が必要になるということである。たとえば七五歳の人なら、一桁目を四捨五入して八〇となるので、その半分で四〇％の用量設定とする。

一回目から数日空けて行われる二回目施行の用量は、一回目の脳波の形で効果を生み出す発作になっているかどうかを判定し、十分効果ありと判定できるときは、一回目と同じ四〇％の設定で行う。もし、一回目の脳波の形が不良なときには、一回目より一・

五倍高くして六〇%の設定で行うことが適切な方法だ。
このようなやり方で、計七～一三回行うことで治療は終了する。治療コースの終盤は通電用量は上限の一〇〇%になっていることが多い。

改善を維持するために

通電療法の課題として、改善した状態をどうやって維持するか、ということがある。しばしば著明な効果を発揮する通電療法であるが、その効果が常にずっと続くわけではない。一回の通電療法だけで完治し、その後何も精神科治療をしなくても再発なく生活できる人は非常に少ない。通常は、本人のなかにうつの病気の傾向のようなものがまだ残っていて、通電療法の効果が薄れてくると、それが復活してくる可能性があるのである。

その再発を防止するために、通電療法終了後すぐから、抗うつ薬などの内服を行うことが常となっている。これには、通電療法をする前の十分に効果がなかった薬ではなく

（あるいはその薬に加えて）、別の新たな薬が用いられる。それでも、数ヵ月〜一年の間に再発してしまう例がある。薬物療法の調整で再発を食い止められない例には、再度入院で通電療法を行うこともある。

また、薬物療法での改善維持が不可能と判断されたときには、定期的に二日ほど入院して通例一回だけ通電を行い、二週間〜一ヵ月間隔でそれを続けるやり方もある。継続・維持通電療法と呼ばれる。

参考文献

第1章

（小精神療法七カ条について）

笠原嘉「うつ病（病相期）の小精神療法」『季刊精神療法』四巻、一一八—一二四頁、一九七八年

第3章

（うつから認知症への移行について）

馬場元「うつ病から認知症への移行」『老年期認知症研究会誌』二一巻、八八—九七頁、二〇一七年

Ownby RL, Crocco E, Acevedo A, et al. Depression and risk for Alzheimer disease: systematic review, meta-analysis, and metaregression analysis. *Arch Gen Psychiatry* 63: 530-

538, 2006

第4章

（うつの二分論と単一論について）

大前晋「『軽症内因性うつ病』の発見とその現代的意義―うつ病態分類をめぐる単一論と二分論の論争、一九二六〜一九五七年の英国を中心に」『精神神経学雑誌』一一一巻、四八六―五〇一頁、二〇〇九年

（うつ病の患者数について）

川上憲人「世界のうつ病、日本のうつ病―疫学研究の現在」『医学のあゆみ』二一九巻、九二五―九二九頁、二〇〇六年

（「SSRI現象」について）

冨高辰一郎『なぜうつ病の人が増えたのか』幻冬舎ルネッサンス新書、二〇一〇年

第6章

（通電療法の一般向け解説書）

フィンク（鈴木一正、上田諭ほか訳）『電気けいれん療法―医師と患者のためのガイド』新興医学出版社、二〇一〇年

おわりに

この本を書こうと思ったのは、高齢者のうつと治療に対するおかしな見方が、私が高齢者診療を始めた二五年前から変わっていないと感じたからです。

序章でいくつかの誤解を指摘しましたが、その多くに通じる問題を一言で言えば、高齢ということに派生する心理や事情を過剰に考えすぎるということです。高齢者をよく知るにはその心理を理解すべきだとはいえ、都合よくわかったつもりになるのは有害無益です。

歳をとると自分中心で頑なな性格になるとか、家族とうまくいかないことが増えるとか、持病が多いから体調を過度に気にするとか……。本当でしょうか。高齢者に多い身体性うつとは、すべて関係ありません。本書で述べたように、うつという病気こそ、好ましくない状態の原因だったのです。病気を治せば、硬直した性格も家族不和も持病も消し飛びます。乗り越える力を取り戻せばいい。そのための第一は薬だ、と強調しました。

「老人性うつ病の場合は、薬が合えば治りやすいので、異変が感じられたときには早めに病院に行くのがいい」

本書を執筆中に出会った、作家森村誠一氏の『老いる意味―うつ、勇気、夢』（中公新書ラクレ、二〇二一）のなかの言葉です。森村氏と言えば、私たちの世代にとっては、一九七〇年代の『人間の証明』『野生の証明』といった大ヒット映画の原作者として知らない者はいないベストセラー作家。その後も、テレビドラマ「棟居刑事シリーズ」などの原作者としても有名です。八八歳になった森村氏がみずからの「老人性うつ病」の体験をこと細かに詳しく告白されたのを読んで、息をのみました。

多忙な日々のなか、特別なきっかけなく始まったうつ。一日中落ち込んで苦しく、何もする気にならず、不安ばかりが募る。言葉が出てこなくなり、水が喉にひっかかる身体症状も現れます。食欲も落ちて、体重は三〇kg台にまで減少したと言います。

まさに本書で述べた身体性うつです。

森村氏は「元の私に戻れるだろうか」と煩悶しながら、親身な医師を頼りに治療を続け、回復にたどり着きました。

療養中、森村氏の支えになったという薬剤師の言葉が書かれています。

「八十四歳や八十五歳なんて充分若い。うつから立ち直れば、また青春が始まる」

うつを治して、もとの人生を取り戻す――これは本書で訴えた高齢者うつ治療の目標そのものです。森村氏が身をもって示した回復の「証明」は、うつに悩む高齢者に勇気を与えずにいないでしょう。

七年前の拙著『治さなくてよい認知症』（日本評論社）で、私は「薬は極力控え、治そうとしないこと」を唱えました。新聞で「薬に頼らない精神科医」と紹介もされました。なのに、今度は「薬を飲めば、必ず治る」などと訴えるとはどういうわけか、とご不審の向きもいるでしょうか。それはもちろん、病気が違うためです。同じ高齢者でも、根治療法のない認知症と、治すことのできるうつでは、治療の方向も薬の意義も正反対になるのは当然です。ただし、前提に心理的な支えが大切なことは変わりません。

「きちんと薬を」と叫ばずにいられないのは、治るはずなのに治らず苦しんでいる高齢者がたくさんいるからです。高齢者のうつ診療は、いまだ十分に行われていません。本書は一般の方向けの本ですが、精神科の医師、その他の医療・介護関係者にもぜひ読んでもらいたいと願っています。前著に続き、本作りに伴走してくれた日本評論社第三編集部の植松由記さんに感謝します。

本書が、高齢者うつに悩む人たちとその家族にとって、希望につながる助けとなることを切に祈ります。

二〇二一年四月

上田　諭

●著者略歴

上田　諭（うえだ・さとし）

京都府生まれ。1981年、関西学院大学社会学部卒業。新聞社勤務（記者）。1990年、新聞社を退社し、北海道大学医学部入学。1996年に卒業後、東京医科歯科大学附属病院神経科精神科、東京都多摩老人医療センター（現・多摩北部医療センター）内科および精神科、東京武蔵野病院精神科、東京都老人医療センター（現・東京都健康長寿医療センター）精神科に勤務。2007年、米国デューク大学メディカルセンターで通電療法（ECT）の研修を修了。同年、日本医科大学（東京都文京区）精神神経科助教、2011年より講師。2017年、東京医療学院大学保健医療学部教授（精神医学）。2020年より、戸田中央総合病院（埼玉県戸田市）メンタルヘルス科部長。身体各科の入院病棟での精神症状に対し他科と連携する「リエゾン診療」を行っている。週１回は北辰病院（埼玉県越谷市）で精神科高齢者専門外来を受け持つ。

専門は、老年期精神医学、コンサルテーション・リエゾン精神医学、通電療法。著書に『認知症そのままでいい』（ちくま新書、近刊）、『治さなくてよい認知症』（日本評論社、2014）、『不幸な認知症 幸せな認知症』（マガジンハウス、2014）、訳書に『精神病性うつ病―病態の見立てと治療』（星和書店、2013）、『パルス波ECTハンドブック』（医学書院、2012）などがある。

高齢者《こうれいしゃ》うつを治《なお》す
――「身体性《しんたいせい》」の病《やまい》に薬《くすり》は不《ふ》可《か》欠《けつ》

2021年6月30日　第1版第1刷発行

著　者――上田　諭
発行所――株式会社日本評論社
〒170-8474 東京都豊島区南大塚3-12-4
電話 03-3987-8621(販売) -8598(編集) 振替 00100-3-16
印刷所――港北出版印刷株式会社
製本所――井上製本所
装　幀――図工ファイブ
検印省略

ISBN978-4-535-98506-3　Printed in Japan